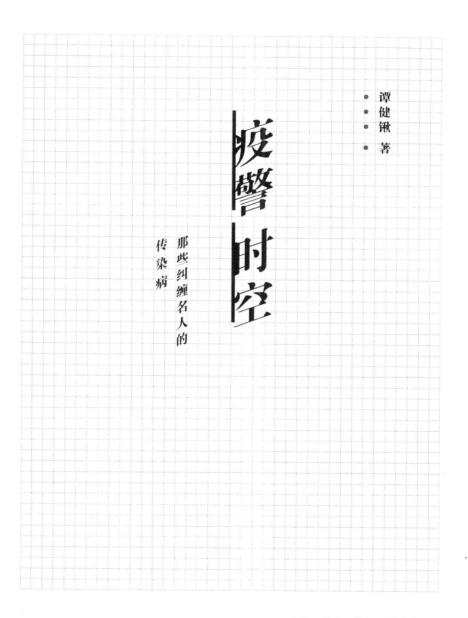

疫警时空

谭健锹 著

那些纠缠名人的

传染病

生活·讀書·新知 三联书店

图书在版编目 (CIP) 数据

疫警时空：那些纠缠名人的传染病 / 谭健锹著 . —— 北京：
生活·读书·新知三联书店，2016.8
ISBN 978-7-108-05286-5

Ⅰ . ①疫… Ⅱ . ①谭… Ⅲ . ①传染病－医学史－世界－普及读物
Ⅳ . ① R51-091

中国版本图书馆 CIP 数据核字 (2015) 第 060847 号

本书经由台湾商务印书馆股份有限公司授权生活·读书·新知三联书店在中国大陆出版发行

责任编辑　张　杰
装帧设计　朱丽娜　张　红
责任校对　张国荣
责任印制　崔华君
出版发行　生活·讀書·新知 三联书店
　　　　　北京市东城区美术馆东街22号
邮　　编　100010
网　　址　www.sdxjpc.com
经　　销　新华书店
排版制作　北京红方众文科技咨询有限责任公司
印　　刷　北京隆昌伟业印刷有限公司
版　　次　2016年8月北京第 1 版
　　　　　2016年8月北京第 1 次印刷
开　　本　880毫米×1230毫米 1/32　印张 10.25
字　　数　249千字
印　　数　0,001—8,000册
定　　价　36.00 元

（印装查询：010-64002715；邮购查询：010-84010542）

目 录

自 序 — 1

引 言 大流感，小生命 — 001
　　一、流感一九一八 — 002
　　二、大魔头的前世今生 — 007
　　三、流行病，上帝之鞭 — 011

第一章 登革热，瘴疠窃命 — 015
　　一、郑成功，神秘陨落 — 015
　　二、溽暑丛林，暗藏杀机 — 028
　　三、巅峰·低谷 — 037

第二章 鼠疫，黑云压城 — 041
　　一、李自成，胜败易手 — 041
　　二、"黑死"横行，谁主沉浮？ — 047
　　三、祸兮福之所倚，福兮祸之所伏 — 060

第三章　流行性感冒，不容小觑 — 065
　　一、张仲景，悬壶济世 — 065
　　二、狡诈多变，为害中原 — 074
　　三、不变应万变 — 088

第四章　流行性斑疹伤寒，雪上加霜 — 091
　　一、拿破仑，一败涂地 — 091
　　二、俄国冰原，劲敌伏击 — 099
　　三、魔鬼在细节 — 109

第五章　霍乱，恶浪滔天 — 115
　　一、柴可夫斯基，祸从口入 — 115
　　二、肆虐频仍，悲怆人间 — 121
　　三、习惯无小事 — 132

第六章　天花，死灰复燃 — 137
　　一、同治皇帝，悲情天子 — 137
　　二、遍体疮痍，谁人幸免？ — 146
　　三、故步自封的代价 — 153

第七章　梅毒，情寄之疡　— 159

　　一、莫泊桑，风流文豪　— 159

　　二、花柳暗病，臭名昭著　— 169

　　三、情爱诚刺激，爱情价更高　— 179

第八章　肺结核，毒焰燎人　— 183

　　一、席勒，《欢乐颂》绝唱　— 183

　　二、白色瘟疫，耗尽血气　— 192

　　三、病痛是成就的另类催化剂　— 204

第九章　小儿麻痹症，贻害终身　— 207

　　一、富兰克林·罗斯福，轮椅巨人　— 207

　　二、一朝不慎，一生遗憾　— 217

　　三、逆境不堕青云之志　— 224

第十章　炭疽病，为虎作伥　— 227

　　一、罗伯特·柯霍，洞察天机　— 227

　　二、尘封狂魔，罪恶黑日　— 238

　　三、纯洁·良知·科学　— 249

第十一章　　狂犬病，丧心病狂　— *255*
　　　　　　一、路易·巴斯德，开创纪元　— *255*
　　　　　　二、瘦狗噬人，九死一生　— *266*
　　　　　　三、坚持，生命的动力　— *273*

第十二章　　疟疾，冷热交逼　— *275*
　　　　　　一、亚历山大大帝，英年早逝　— *275*
　　　　　　二、嗜血毒蚊，助"咒"为"疟"　— *282*
　　　　　　三、人类，不能征服一切　— *290*

结　语　　我们，路在何方？—— SARS 十年祭　— *295*
　　　　　　一、那些年，我们一起守望的日子　— *295*
　　　　　　二、那一年，我们一起抗争的瘟疫　— *296*
　　　　　　三、那些年，你是合格的公民吗？　— *300*
　　　　　　四、这些年，我们反思过吗？　— *305*

跋　— *311*

自 序

在一个被瘟疫包围的星球上，人活着，容易吗？

答案必定是多种多样。很多人每天在上下班的路上汗流浃背地奔波，在顾客挑剔的眼光中赔着曲意逢迎的笑容，勉强拿一份口粮养家糊口。也有不少人，白天开着宝马车在开阔的街道上绝尘而去，晚上泡在灯红酒绿之中，数着天上有多少颗星星，数着酒杯中还剩多少醉人的陈年佳酿。更有一些人，事业有成，却突遭飞来横祸，倒在病榻上，一蹶不振，一睡不起。

生命对每个人都只有一次机会，真是吝啬，也真是无情。而人的一生则充满着无数的机会和陷阱，其中，传染病正是在人们毫无察觉的时候，悄悄把许多人的命运锁定。

这三个月，我每天比同事们早 45 分钟到达医院，为的就是尽早了解呼吸科病患的病情变化和新入院者的第一手资料。对着电脑，我打量着那一个个既熟悉又陌生的名字——病患的名字，还有那些疾病的名字。病患在和疾病抗衡，我们医者则竭尽全力站在人类的一方。这些被细菌和病毒折磨得苦不堪言的人，大多都存在肺部的感染。他们有的风烛残年，有的风华正茂；他们有的已经在棺材的边上歇息，有的却还在事业的加速道上飞驰。

我常常站在那幢很高的楼上俯视这座小城，从未感到一丝的平静。从日出到日落，从孤月繁星，到旭日东升，生活的压力，生命的重负，竟然是那样的沉甸甸，以至于我无法体会到作为医生成功治愈病人的快感。

这是一个什么样的世界？在突如其来的天灾面前，人类就像被一记重拳击中，头昏眼花，鲜血淋漓。我可能总是看到污秽，看到危险，看到黑暗，因为这个世界上不但有可恶的病菌和病毒偷偷向我们人类发起一轮又一轮的进攻，更可怕的是，人类不知反思自己的行为，陋习难改，无形中成为了病菌肆虐的帮凶。

灾祸和不幸，病原微生物固然难辞其咎，但是，总有那么一些人，因为缺乏智慧、理性和良心，把这些灾难无限制地扩大化，直到把自己也彻底毁灭，害人害己。

2013 年春天，中国暴发了新型禽流感。许多人把目光集中在新病毒的变异上，却不想想这些变异可能几千年、几万年都在重复，这是大自然自古就有的规律。我们应该把目光更多地放在人类与环境的关系上，看看人类恶劣的养殖行为，看看人类不知收敛的贪欲。

如果把传染病比作红颜祸水的话，人类就是这祸水背后的昏君，荒淫无道，穷奢极欲，残暴不仁。由于人性的弱点，人类已经习惯于推诿责任。

瘟疫，是在执行对人类的惩罚。

前车之鉴，是人类最好的自省材料。

在这本书里，我们一起来看一看：那些花样年华是怎样地猝然消逝？那些壮志雄心是怎样地灰飞烟灭？那些本该继续精彩的人生是如何地黯然落幕？那些本来残缺无助的躯体是如何地绝地反击？

诚然，这里面不全是黑暗，光明也不时地照耀你我的心。

只有让历史来告诉未来。

我是一名医生，把传染病魔细细地解剖是我的天职。但我不想让自己仅仅是一名医生，因为医生的影响毕竟有限。扁鹊的神技，的确可以医治一个时代的病患，但司马迁的如椽之笔，却可以影响我们民族在公元前一百年之后的历史。

就在这个令人感到压抑的夏天，我把自己封闭起来，就是为了让一束"正能量"从瘟疫历史的暗处划破深夜，堂堂正正地发出一缕光芒，传达给每一个需要帮助的人，每一个需要搭救的灵魂。这于我，简直就是其乐无穷。

名人、瘟疫、历史，交织在一起，有的从巅峰坠落，有的披荆斩棘，有的功成名就，也有的遗憾终生；他们中有帝王，有医生，有文人，也有政客；遭遇的有战争瘟疫，有"黑色"瘟疫，有"白色"瘟疫，也有"美色"瘟疫。这些名人的故事，权当我是胡说八道，但我相信胡说八道也总能提供一点有益的启示。

欣慰之余，耳边时时响起日本词人阿木燿子为《假面黑骑士》作的主题歌词：

你是不是看到了真爱红颜烧殆着

黑暗的底层有人策划着什么

……

梦中看到的是我的幻觉

喜欢活着的感觉，天空中飘浮湛蓝的世界

为了这个星球，超越时空，翱翔天空

为了明日洒下热泪

……

是为序。

谭健锹

2013 年 7 月 26 日夜

大流感，小生命

公元 1918—1919 年，注定是极其不平凡的一年。

巴黎，注定是一个弥漫着狂喜、愤懑、压抑和抗争的城市。第一次世界大战，像一台恐怖的绞肉机，史无前例地摧毁了无数人的生命。1918 年 11 月，战争结束，胜者为王，败者为寇。

次年 1 月，那些所谓的战胜国代表云集香榭丽舍，一边尔虞我诈地谋划着瓜分战败国的财产，一边雄心勃勃地规划着战后的势力划分和秩序制定。中国幸运地站在战时的协约国一方，成为了巴黎和会的战胜国之一；然而，非常不幸地，中国是以一个积贫积弱的"东亚病夫"形象，站在趾高气扬的列强中间，成为了大国博弈的牺牲品。

中国代表团的全权代表之一顾维钧博士，代表中国慷慨陈词，提出战败国德国归还山东问题，演讲取得巨大成功。然而，早在中国参战之前，英法就已私下与日本达成协定，将德国在山东的特权交给日本，虽然此后顾维钧多次义正词严地据理力争，但列强依旧熟视无睹，我行我素。6月中旬，外交总长陆徵祥以生病为由请辞并躲进了医院。顾维钧临危受命，挺身而出，成为代表团的实际负责人。6月28日，中国代表团毅然拒签和约。面对列强，顾维钧以出色的外交能力和昂扬的爱国情怀，勇敢说"不"，赢得了世人的敬仰，书写了"弱国也有外交"的神话。

但是，有谁知道，顾维钧当时正处在伤心欲绝之中，临去巴黎前还一度递交了辞呈。正是凭借着一腔爱国热忱，他才擦干眼泪，铭记着四亿中国人的嘱托，肩负起维护国家尊严的重任。到底是什么导致了意气风发的顾维钧如此痛不欲生呢？

一、流感一九一八

顾维钧生于1888年，1912年在哥伦比亚大学获得法学博士学位，回国任袁世凯的英文秘书兼外交秘书。1914年他与唐绍仪之女唐宝玥结婚。唐家地位显赫，唐绍仪为清朝邮传部尚书、民国第一任国务总理。唐宝玥受过良好的西方教育，端庄大方，性情温柔。两人可谓郎才女貌，实乃天作之合。

1915年，27岁的顾维钧奉命出任驻美公使，贤内助唐宝玥同往。他们育有一子一女，生活幸福美满。然而天有不测之风云，1918年10月的一天，产后不久的唐宝玥外出归来，竟染上了当时席卷美国的大流感，几日后便撒手人寰。顾维钧心如刀割，他将爱妻的遗体置于玻璃棺中，运回国内，停放于老家嘉定的顾氏宗祠内。

天妒良缘！爱妻之死，对顾维钧而言犹如晴天霹雳。为此，他曾万念俱灰。

当年唐宝玥所罹患的大流感，就是令人闻之色变的"西班牙流感"，是1918—1919年席卷全球的、人类历史上最致命的传染病。当时世界17亿人中约10亿人受到感染，有2 000万—5 000万人死亡！而第一次世界大战中的死亡人数也不过1 000万。1918年秋季爆发的正是死亡率最高的一波流感，仅10月份就有20万美国人死去。是年，美国人平均寿命骤减12年。这场流感也是第一次世界大战提前结束的原因之一。无论它的确切死亡数字是多少，有一点是毋庸置疑的：这场瘟疫在这么短的时间里杀死的人数，超过了人类历史上任何一种疾病。

今天，1918年在人们的记忆中是模糊的。那一年，第一次世界大战造成了生灵涂炭，人们流离失所。在经历了四年之久的惨烈厮杀后，人们盼望着和平宁静的生活。然而就在此刻，一场更大规模的灾难使得第一次世界大战的死亡幽灵相形见绌。

"西班牙流感"也被称作"西班牙女士"（Spanish Lady），不过它却名不副实。首先，它并不源于西班牙；其次，这场流感绝对没有它的名称那样温柔。

　　现有的医学资料证明，"西班牙流感"最早出现在美国堪萨斯州的芬斯顿（Funston）军营。1918年3月11日午餐前，这个军营的一名士兵感到发烧、喉咙疼和头痛，就去部队的医院看病，医生认为他患了普通的感冒。然而，接下来的情况出人意料：到了中午，100多名士兵都出现了相似的症状。几天之后，这个军营里已经有了500名以上这样的"感冒"病人。没有人意识到，在这寒意逼人的日子里，一场可怕的瘟疫悄然降临世间。

　　之后几个月里，美国各地都出现了这种"感冒"的踪影。在一场世界大战尚未结束时，军方很少有人注意到这次流感的爆发，尽管它几乎传遍了整个美国的军营。流感肆虐的方便之门，就这样不知不觉地被打开了。

　　随着美军加入欧洲战场，如影随形的流感也迅速登陆。不久，流感传到了西班牙，总共造成约800万西班牙人患病，这次流感也就得名"西班牙流感"。9月，流感出现在美国波士顿，这是"西班牙流感"最严重阶段的开始。10月，美国国内流感的死亡率竟达到了创纪录的5%。战争中军队大规模的调动为流感的传播火上浇油。当时有人怀疑这场疾病是德国人策划的细菌战。

　　这次流感呈现出了一个相当奇怪的特征。以往的流感总是容易杀死年老体衰的人和儿童，死亡曲线为U形，而这次的死亡曲线却呈现出一种诡异的 W 形—— 20 岁到 40 岁的青壮年成为了死神追逐的主要目标。

在那些恐怖的日子里，几乎谁都难以幸免。美国死亡人数约 50 万，仅 10 月 10 日费城就有 759 人死于流感。无人认领的尸体在街头停放数日，马车穿行在街上，呼唤活着的人走出家门，带走亲人的遗体。在西班牙，包括国王阿方索十三世在内，马德里三分之一的市民都受到感染。英格兰和威尔士死亡人数达 20 万。英国国王乔治五世也因此卧病在床。皇家舰队三周无法出海，严重影响作战计划。传奇五星上将道格拉斯·麦克阿瑟当时为美军旅长，也被流感折磨得奄奄一息，只好让 4 名传令兵用担架抬着他指挥战斗。加拿大渥太华有轨电车没有乘客，学校、歌舞厅、电影院毫无灯光，游泳池和保龄球馆空无一人。南非一个小镇由于缺乏棺木，尸体被裹着毛毯草草下葬，白天满街是出殡的人，夜晚救护车穿梭。阿拉斯加的原住民部落出现了整村整村的集体死亡。在大洋彼岸的中国，疫情也大范围蔓延，从南到北，由西向东，商店关门，学校停课，人心惶惶。大流感甚至入侵了宝岛台湾，造成 4 万余人死亡。

幸存者回忆，美国费城医院的院子里躺满了一排又一排的病人，他们身子蜷成一团，痛苦地躺着。无论多厚的毛毯都无法让他们感到暖和。很多人浑身是血，可怕而奇特。这些血不是外伤所致，大部分是鼻血。有些人还咯血，另一些人是耳朵出血。有的人咳嗽异常剧烈，死后尸体解剖显示，剧咳甚至导致他们的腹肌和肋软骨撕裂。很多人被发烧折磨得胡言乱语，几乎所有尚能交流的人都抱怨说头痛欲裂，就像有人在他们眼睛后方拼命将一个楔子敲进脑袋似的。他们还觉得全身剧痛无比，似乎连骨头都快要痛断了。

死神步步逼近，病患们剧烈地喘息，嘴里吐出带血色的唾液。他们最后死于窒息。医生解剖尸体时发现，本该鲜嫩的肺脏如同肝脏切面一般，暗红肿胀，还充满了红色的浑浊液体。一些人皮肤颜色出现异常，有些人唇边或指尖发青，还有少数人浑身发黑，以至于根本无法分辨出他到底是白人还是黑人。他们看上去几乎就是黑色的。

一名护士日后被噩梦苦苦纠缠，她记得"停尸房内的尸体像柴垛一样从地板一直堆放到天花板"。

大流感让第一次世界大战中你死我活的交战双方没法继续打下去，士兵们的枪械已经成了拐杖。德国在协约国和流感的双重打击下，精疲力竭，只好投降。

在全球肆虐了18个月之后，大流感悄然隐退。在许多国家，尸体早已堆积如山，无数人家破人亡、妻离子散。然而病魔不曾死亡，它只是潜入地下，就像残留在树根处燃烧的林火，慢慢变化，伺机死灰复燃、卷土重来。而这病魔也并非首次大开杀戒，它换掉的也许只是盔甲和兵刃。

二、大魔头的前世今生

流感，全称是流行性感冒。也许有人觉得，不就是区区一个感冒吗？有何能耐？有什么值得大惊小怪的？谁没有感冒过呢？但是，正是这不起眼的小毛病，却酿成了人类历史上最惨重的灾难。其实，人的一生可能患过很多次普通感冒，俗称"伤风"。它多由鼻病毒引起，出现打喷嚏、鼻塞、流鼻涕等症状，大约七天痊愈，极少引起流行。流感与普通感冒是完全不同的，它由流感病毒引起，是较严重的急性呼吸道传染病，潜伏期短，传染性强，传播迅速。一般突然发病，出现全身明显不适，合并高烧（多39℃以上）、畏寒、头痛、乏力、肌肉酸痛、咽喉痛、干咳等，体弱者会发生并发症（如肺炎）而死亡。一旦爆发，往往一大片人都会倒下。

流感是一种古老的疾病。翻开人类传染病流行史，早在公元前4世纪就有类似流行性感冒发生的记载，这出现在古希腊时代"医学之父"希波克拉底（Hippocrates）的著作中。1658年，意大利威尼斯城的一次流感大爆发便造成6万人死亡。惊恐的人们认为这是上帝的惩罚，是行星带来的厄运所致，所以将这种病命名为influenza，意即"魔鬼"。今天，虽然科学已经证明流感病毒是罪魁祸首，但这个名称一直沿用至今。

由于流感症状和白喉、肺炎、伤寒、登革热以及斑疹伤寒等其他流行病较为相似，当时的医学技术还不足以将这些流行病一一区别开来，因此，19 世纪以前关于流感的记录都不够确切和详尽。但是，流感病毒和其他病毒、细菌一样，在自然界早已存在，它的逞凶发难肯定是人类诞生以来长期挥之不去的梦魇。

经过多年的潜心研究，科学家初步揭开了"西班牙流感"神秘的面纱。2005 年，美国公布的报告说，1918—1919 年肆虐全球的凶手正是 A 型 H1N1 型流感病毒，是一种传染给人的禽流感病毒，该病毒亚型与近年在亚太地区流行的禽流感 H5N1 病毒拥有同样的基因变异。

20 世纪，继"西班牙流感"之后，先后由 H2N2 亚型病毒导演了 1957 年"亚洲流感"（最初发现于中国贵州南部，全球至少 100 万人在此次大流感中丧生），由 H3N2 亚型病毒导演了 1968 年"香港流感"（全球约 75 万人丧生），由变异的 H1N1 亚型病毒导演了"俄罗斯流感"，三次"表演"均称得上世界级。而级别低一点的"表演"，在世界范围内几乎每隔几年就上演一次。1997 年，香港爆发家禽 H5N1 禽流感的同时，有 18 个人感染了这种 H5N1 禽流感病毒，6 人死亡。禽流感病毒竟然跨过了种属屏障，感染了人类，这个事件震惊了世界！

2003 年末，高致病性 H5N1 禽流感席卷整个亚洲和部分欧洲国家。尽管采取了许多积极的措施，但 H5N1 禽流感病毒还是在亚洲顽固地生存了下来，禽传人导致发病的个案不断出现。虽然迄今尚无确凿证据证明 H5N1 禽流感病毒可以直接由人传人，但已经出现受感染者传染给接触者的迹象，新的流感大爆发的脚步正步步逼近。

2009 年 3 月，一种新 A 型 H1N1 流感病毒向人类发起突袭。在两个月左右的时间里，这个一度被称为"猪流感"的恶魔入侵了 74 个国家。同年 6 月 11 日，世界卫生组织（WHO）成立 61 年来首次宣布将流感大爆发的警戒级别升至最高级别——第六级，这意味着继 20 世纪的三次流感大爆发之后，21 世纪首次出现流感大爆发。截至 2010 年 8 月 1 日，在全球 214 个国家和地区出现了至少 18 449 例死亡病例。金融危机尚未走远，大流感又来骚扰。A 型 H1N1 这类变异流感病毒，让人们心惊肉跳。

每次流感的大爆发都给人类生命财产和经济发展带来灾难性打击，中国是流感的多发地，每年的流感发病数估计可达上千万人，几次流感大爆发的病毒毒株均首发于中国。1988 年以来，世界卫生组织每年公布的流感疫苗病毒毒株约一半来自中国。中国已成为世界流感监测的前哨。

一波未平，一波又起。

2013 年 3 月 31 日，春节的鞭炮声刚刚散去，中国对外通报：上海市和安徽省发现 3 例人类感染 H7N9 禽流感病例。上海市发现 2 例病例：一名为 87 岁男性，2 月 19 日发病，3 月 4 日死亡；另一名为 27 岁男性，2 月 27 日发病，3 月 10 日死亡。安徽省发现的病例为一名 35 岁女性，3 月 15 日发病，病情危重。三个病例的临床表现均为早期出现发热、咳嗽等呼吸道感染症状，进而发展为严重肺炎和呼吸困难。3 月 29 日下午，中国疾病预防控制中心从相关病例的标本中分离出 H7N9 禽流感病毒。3 月 30 日，三名患者被确诊为人感染 H7N9 禽流感病例！

几天后，上海十多万只羽禽被连夜扑杀，标志性的白鸽已不见踪影，而 H7N9 的底细在当时依然是一个谜。华东的病例逐渐增多，甚至连台湾都出现了个案；在遥远的广东，人们在鸡身上检测出疑似的 H7N9！世界又一次紧张得屏住了呼吸。潘多拉盒子即将被打开了吗？世界级的流感大爆发即将把人类推向万劫不复的深渊吗？

真是一个多事之秋！当人们还没来得及细细回想十年前与 SARS 的抗争时，一场新的禽流感疫情，像一只凶恶而贪婪的饿鬼，已经站在人们的家门口。当年穷凶极恶的 SARS 在大流感面前，简直连"小巫见大巫"的资格都谈不上。

流感病毒到底藏着什么秘密武器，让它如此的顽劣、狡诈和凶悍？什么是禽流感？什么是猪流感？有没有 B 型和 C 型？为什么有那么多 H 和 N 的奇怪组合？这代表着什么？我们有何高招可以避免束手待毙？这正是本书需要一一解答的问题。

历史告诉我们：传染病的危害绝不亚于战争，至今，传染病仍是造成全世界未成年人死亡的首要病因。虽然大部分致病菌在 19 世纪的后三十年被发现，人类在 20 世纪 30 年代发明了磺胺类药物，40 年代把青霉素应用于临床，以后不断研制出新的抗生素，但 80 年代以后，抗药的细菌也随之增多。在 21 世纪的今天，像流感这样道高一尺、魔高一丈的传染病惯犯，现代医学仍没有找到可以把它一网打尽的特效药。

在分享流行病的相关知识前，我们有没有想过，为什么人类已经消灭了天花，降伏了小儿麻痹症，遏制了结核，却依旧对流感如此疲于应付呢？为什么人类总是和这些病毒、细菌纠缠不清呢？为什么我们的流行病谱里，不速之客越来越多呢？

三、流行病，上帝之鞭

无论是初出茅庐的 AIDS 和 SARS，还是倚老卖老、花样百出的流感，它们几乎都是原来只在动物间感染或传播的疾病，现在为什么却改头换面、粉墨登场，开始向人类发起挑战呢？其实，这种状况和我们的地球生态环境变化有着千丝万缕的联系。

目前人类罹患的传染病，主要有两种情况：一是原来就存在于动物或环境中的病原体（病毒或细菌等微生物），由于人类活动的广度和深度大大超越以往，破坏和接触自然界和生物的机会大大增加，因此病原体感染了人类；二是病原体在与人体的免疫系统和药剂的长期斗争中吃一堑长一智，适者生存，自身发生了变异和进化，引起新的疾病。

　　自然界和野生动物本身就是庞大的病毒库、细菌库，但是病原体进入动物体内，可以与动物和平共处，未必蜕变为病魔，而人类过度猎食或亲近野生动物，无限制地闯进自然界的领地，却可以直接受到病毒和细菌的攻击。据调查，新发传染病中有四分之三与野生动物有关；还有，水源污染会引发霍乱和疟疾。经济全球化、人员流动频繁化、交通快捷化，都将会促成新老传染病的不断发生和蔓延。

　　过去人类饲养鸡、鸭、鹅只几只、几十只地养。现在，家禽是可以几十万只地大规模集中饲养的。有的人还用速成法，像吹气球似的将它们喂养大，并在食物中添加抗生素，美其名曰未雨绸缪，这都违背了生物正常的生长规律，而目的仅仅是为了用更少的成本去攫取更多的利益，这都为禽流感的爆发种下了祸根。

　　流感的发生虽是坏事，但具有震撼性的提醒功效。它提醒我们要保护动物、善待动物，提醒我们要珍惜环境、爱护环境，提醒我们要懂得自然规律、尊重自然规律。它告诉我们，地球是一个生物圈，各种动物、植物、微生物是相互联系的，你中有我，密不可分的。一旦我们做得太过分了，大自然就会举起"流行病"这条惩罚性的上帝之鞭！我们真的不该好了伤疤忘了痛。

　　病毒、细菌这些病原体是一群古老的生物，我们和它们并非一定就是谁战胜谁的关系，因为地球是一个多种生物共存的体系，人类现已走到了所有物种的最顶端，但人类要学会和各种生物和平共处，因为倘若要问谁是地球更早的主人，那些结构简单、微乎其微的病原体，一定比我们人类更早。

对疾病的无知，比疾病本身更可怕。对自身力量的无知，比罹难本身更可悲。迄今为止，人类依然以生命为代价在向大自然交学费。我们在大自然面前，还是把"人"字写得越小越好。

传染病与人类的恩恩怨怨，本身就是一部写满了教训的历史，一部值得深思和反省的历史。

……

1985 年 11 月 14 日，顾维钧先生在纽约的寓所内逝世，享年 97 岁。最后一天的日记，他只写了一句话："这是平静的一天。"然而，外面的世界并不平静，也永远不会平静。因为这一年，人类第一次发现了具备传染性的、耸人听闻的"疯牛病"，那一刻，科学家、政客、农场主、牧民……正忙得不可开交。

2013 年 5 月 16 日一大早，我打开电脑，浏览美国医学刊物《新英格兰杂志》关于新型禽流感 H7N9 的报道。文章最后一句话，让我久久不能忘怀："We cannot rest our guard!"

是的，传染病与人类将长久相伴，我们最迫切要做的，就是睁大眼睛，保持警惕，警惕疫病，也警惕我们自己。

第一章

登革热，瘴疠窃命

时间：公元 1662 年

灾区：中国台湾台南一带

疫病特点：高烧，皮疹，肌肉酸痛，抽搐，烦躁不安

影响：一代民族英雄猝然离世，抗清斗争式微，中国也丧失了与西方拉近距离的机会

一、郑成功，神秘陨落

1. 台湾"开山王"的创业史

郑成功（1624—1662），福建南安人，原名森，字大木，明末抗清名将。隆武皇帝曾赐他姓朱，名成功，封爵"延平郡王"，因此世人多称其为"国姓爷"。

郑成功之父郑芝龙早年亦商亦盗，最后受明朝招安，官至福建总兵。他早年旅居日本时与当地女子结婚，生下郑成功。郑成功七岁时从日本返回中国，开始接受儒家教育。顺治二年

（1645），清军南下，郑芝龙在福州奉明唐王朱聿键为帝，年号隆武，总领隆武政权所有军务。但清军攻福建时，郑芝龙却降清，隆武政权随之覆灭。郑成功得知父亲变节后曾苦苦劝阻。眼见父亲执迷不悟，他义愤填膺，与父亲分道扬镳，自己招募了几千人马，继续奉明为正统，坚决抗清。清廷三番四次派人诱降，均被郑成功拒绝。

斗争中，虽然郑成功军力不断增强，但由于与清廷相比力量相差悬殊，十多年间他始终未能反败为胜。在退守厦门后，郑成功开始筹划攻占当时被荷兰殖民者强行占据的台湾，以此作为反清复明的基地。1661 年 4 月 21 日，郑成功派长子郑经率领部分军队留守厦门，自己亲率主力 2.5 万名将士，分乘几百艘战船，浩浩荡荡从金门料罗湾出发。大军越过台湾海峡，在澎湖蓄势待发，准备直取台湾。

4 月 29 日（阴历四月初一）中午，潮水大涨，在当地人的引领下，郑军利用弥漫的浓雾作掩护，舰队顺利通过鹿耳门水道，突入鹿耳门港，出其不意地登上台湾岛。荷兰军队猝不及防，被郑军猛击，不得不龟缩在城堡内不敢应战。他们一面派人搬救兵，一面派使者到郑军大营求和，试图以 10 万两白银换取郑军退出台湾。郑成功断然拒绝，并采用切断水源的方式迫使盘踞的荷兰人投降。其间，郑军还击溃了增援之敌的舰队。在围困了八个月后，郑成功下令向残敌发起强攻。荷兰军队走投无路，只得投降。1662 年初，郑成功终于将霸占台湾达 38 年之久的荷兰侵略者彻底赶跑。

驱逐殖民者，攻占台湾岛，是郑成功人生最闪耀之处，也是事业的新起点。他以生命最后一年的短暂时光，深刻地影响了历史的进程，其勋业之伟大，足以让他名列中国历史最伟大人物的行列。

在赤崁楼受降后，郑成功将赤崁改为东都明京（今台南一带），并设一府二县，即承天府、天兴县、万年县，在台湾设立了与明朝一样的行政机构。在收复热兰遮城后，他又将其改名为安平镇，正式拉开了郑氏经略台湾的序幕。台南地区是他统治和经营的中心。汉族文化也开始在台湾逐渐生根发芽。

郑成功对开拓台湾、建立抗清基地充满信心，他发布命令："东都明京，开国立家，可为万世不拔基业。本藩已手辟草昧，与尔文武各官及各镇大小将领官兵家眷，聿来胥宇，总必创建田宅等项，以遗子孙计。但一劳永逸，当以己力经营，不准混侵土民及百姓现耕物业。"在具体措施上，他显示出卓越的才能，即使以今日眼光观之，亦不能不让人佩服其远见卓识。譬如在经济开发上，他鼓励多种经营，包括渔业、农业、林业及商业等。在难以开发利用的汛地，积极奖励垦荒。更难能可贵的是，他还具有环保意识与可持续发展观，强调在开发山林陂池的过程中，"须自照管爱惜，不可斧斤不时，竭泽而渔，庶后来永享无疆之利"。

当时，台湾少数民族在荷兰殖民者的奴役下，生活十分贫困，生产力极端落后。郑成功大力推广汉族先进的农业生产技术。从此，少数民族也同汉民一样，使用牛耕和铁犁种田，物质生活得到了保障。

经过郑氏集团的苦心经营，台湾这片原本荒芜原始却蕴藏着巨大潜能的处女地，渐渐变得生机勃勃、富庶太平。据郁永河《伪郑逸事》记载："成功以海外弹丸之地，养兵十余万，甲胄戈矢，罔不坚利，战舰以数千计，又交通内地，偏买人心，而财用不匮……通洋之利，惟郑氏独操之，财用益饶。"

2. 出师未捷身先死，长使英雄泪满襟

与当时把目光局限于大陆的大部分中国人不同，久经波涛的郑成功并未以夺取台湾为满足，他的心中还有着更庞大的计划。

郑氏的海军实力在当时南洋首屈一指，那时候，整个南洋都在郑成功的影响之下，上天曾给了中国一个称霸南洋的千载难逢的机会。郑成功看到了，他首先把目光锁定在距离台湾最近的菲律宾群岛。岛上的华侨在西班牙殖民者的统治下，经常被无辜杀戮。有着强烈民族主义思想的郑成功对西班牙殖民者的所作所为恨之入骨，他多次与菲律宾华侨进行联络，表示将率兵驱逐西班牙殖民者。

就在民族英雄的宝刀准备再次出鞘之际，不幸的事情发

生了。

当时，处在巅峰时期的郑成功恰恰遭遇到了一连串的打击：南明永历皇帝被吴三桂杀害，长子与乳母发生乱伦，祖坟被叛徒挖毁，父亲与叔父被清廷满门抄斩……这些打击远非常人所能忍受，他痛心疾首，心力交瘁。

正值壮年的郑成功在过度的忧伤与操劳中病倒了。据江日升的《台湾外记》记述，五月初一，他偶感"风寒"，身体不适，但仍然强起登上点将台，手持望远镜，远眺澎湖，远眺大陆的大好河山，内心的焦虑、压抑和痛苦，导致了病情的急剧恶化，他原本强壮的身体开始变得异常虚弱，曾经如熊熊之火般的生命力，也迅速燃烧殆尽。

五月初八（1662年6月23日）这一天，他强忍着病痛的折磨，再次登台而望，失望而归，闷闷不乐地回到书房中，他似乎预感到了什么，便郑重地穿上朝服冠带，毕恭毕敬地取出明朝开国皇帝朱元璋的《皇明祖训》。他命左右进酒，每读一帙，便喝一杯，当读到第三帙时，他忽然想起当年南明隆武皇帝赐他国姓的情景，十多年了，那一幕依旧历历在目，怎不令人唏嘘慨叹呢？十七年来，他东征西讨，屡败屡战。枪林弹雨，飞矢如蝗，他每次都顽强地挺过来了。可如今，南明大势已去，唯有他还在为精忠报国的信念而战斗。想到此，郑成功悲从中来，不禁长叹道："吾有何面目见先帝于地下也！"遂失声泪下，捶胸顿足，双手抓面。知道大限将至，他拒绝治疗，把药碗狠狠地摔在地上，以罕见的悲凄之气说："自国家飘零以来，枕戈泣血，十有七年，进退无据，罪案日增，今又屏迹遐荒，遽捐人世，忠孝两亏，死不瞑目，天乎天乎！何使孤臣至于此极也！"遂大呼而死。星陨中天，时年仅 38 岁，一个时代结束了。

郑成功在台南去世后，郑氏集团随即出现一场内讧，最后郑经夺得权力，接过父亲的旗帜。但郑家后人再也没有他那样的雄心壮志，只是据守孤岛，中国也坐失控制南洋的机会。1683 年，清军施琅剑指台湾，郑成功之孙郑克塽投降，郑氏政权在"国姓爷"之后维系了 21 年之久。虽然华人在南洋人数众多，财富广有，可获胜的清政府却把他们视作化外之民，没有提供庇护的眼光、兴趣和动力，没有承担应有的义务，那片疆域的主权拱手相让他人了。这一切现在想来真是可悲、可叹！

历史往往无情。郑成功之死，使中国丧失了一次拉近与西方距离的机会。人们往往称颂林则徐为近代睁眼看世界的第一人，其实，早林则徐约两百年的郑成功，其眼光比林还要开阔。不管是有意还是无意，郑成功的许多观念，已经暗合了世界发展的潮流。

他对商业贸易极为重视，也最早把目光投向无边无际的蓝色海洋，这与中国重农主义的传统大相径庭。"由海而富，由富而强"的构想在他去世三百多年后才逐渐被国人所接受，从这一点上看，他比起只会闭关锁国的清政府更具远见卓识，也和欧洲大航海时代所激发的全球贸易浪潮相契合。当郑氏政权最终被清政府征服之后，中国开放通商的海洋经济时代也随之结束，中国人变得日趋保守、愚昧而妄自尊大、闭目塞听，直到1840年鸦片战争的隆隆炮声把他们的大国梦彻底震碎。

虽然终其一生，郑成功未能完成光复明室的事业，但他绝不是个失败者。没有他，台湾或许不复为中国领土。他也将血性留给了这片美丽的土地。台湾人民在历次反侵略斗争中都有着英勇的表现。1895年，他们凭借简陋的武器与日军浴血奋战，战果辉煌，令装备精良却一败涂地的北洋水师与淮军相形见绌，这种不畏牺牲的战斗精神正是传承郑成功力克荷夷的反侵略伟大传统。

抗日名将孙立人将军写过一副长联赞扬郑成功：

> 仁人志士，史不绝书，皆类值民族危亡之际，保民社而莫能，独天留椰雨蕉风之一岛，延永历正朔二十余年，抱箕伯过墟之痛，宏虬髯创业之功，海外奠基，剖符建节，殊迹超于常轨，精忠感召后来，想象旌旗，有谁手转乾坤，扫荡九边弭世乱；

> 汉武唐宗，威行异域，然并当国家强盛之时，倾国力以从事，惟公提孤臣孽子之偏师，复台湾故土三万方里，断裹粮运械之援，攻坚壁待劳之寇，敌前登陆，张幕受降，遗烈震于千秋，伟绩远逾先例，敬瞻庙貌，自是名垂宇宙，纵横百代仰人豪！

3. 死因迷雾，扑朔迷离

是什么导致了国姓爷顽强的生命戛然而止呢？三百多年来，这个谜团就像挥之不去的阴影，一直缠绕在人们的心头。仔细梳理一下，我们发现无非是自然病死说、中毒说、自杀说这三大推测。

关于郑成功死前的一系列表现和症状，综合各种文献，情况大致如下：五月初一，他先是出现“风寒”，其后发热，服中药退热剂后未见效，反而病情突然加重，随后狂躁不安，进而出现诸如以刀砍脸、自抓其脸、自咬手指等自残现象，其间有短暂的意识清晰，但终于五月初八不治身亡。[①]

先论中毒说。根据郑成功临终前的异常表现和当时郑氏集团内部斗争的背景，有人认为他是被人投毒杀死的。这一说法主要的依据是他死前的状态与毒性发作的症状颇为相似。李光

---

① 江日升《台湾外记》记载：“五月朔日，成功偶感风寒。但仍强起登将台，持千里镜，望澎湖有舟来否。初八日，又登台观望。回书室冠带，请太祖祖训出。礼毕，坐胡床，命左右进酒。折阅一帙，辄饮一杯。至第三帙，叹曰：‘吾有何面目见先帝于地下也！’以两手抓其面而逝。”李光地《榕村语录续集》记载：“马信荐一医生，以为中暑，投以凉剂，是晚而殂。”《清代官书记明台湾郑氏亡事》记载：“索从人佩剑，自斫其面死。”《大清圣祖仁皇帝实录》记载：“啮指身死。”夏琳《闽海纪要》记载：“顿足拊膺，大呼而殂。”刘献廷《广阳杂记》记载：“面目皆抓破。”林时对《荷锸丛谈》记载：“骤发癫狂，咬尽手指死。”沈云《台湾郑氏始末》记载：“强掖黄安登将台……忿怒，狂走……啮指而卒。”

地的《榕村语录续集》等著作都分别记载了郑成功之死。如《榕村语录续集》所说，马信（清降将，后为郑成功的亲信）推荐的医生认为郑氏"中暑"，用"凉剂"治疗，郑氏服药后当晚即死，马信不久也神秘死亡。《闽海纪要》又说，郑氏临终前将药投于地，"顿足捬膺，大呼而殂"，似乎觉察到有人投毒似的。至于元凶，则可能是对他治军过严极度不满的个别将领或郑家子侄，甚至可能是死敌清廷。

清廷的确曾派间谍试图谋杀郑氏。《台湾外记》记载，一清军军官携带孔雀胆（毒药）混入郑军，用重金收买郑成功的厨师，企图让他伺机下手。这个厨师虽贪财，但害怕事情败露，不敢下手，遂把此事交给了弟弟办理。其弟更犹豫不决，"每欲下药，则浑身寒战"，恐惧之余，便把此事告诉了父亲。其父"闻言大惊"，怒斥他们谋害主人，不忠不孝，便带他们到郑成功处投案自首。郑成功非但没有处罚他们，还对他们予以重赏，表现得相当自信。此后，郑成功加强了保卫措施，虽有人仍"欲施毒，奈何不得近其身也"。

如此说来，郑成功亲信的忠诚度都较高，或都对他顶礼膜拜、奉若神明，因而外人想通过投毒置其于死地的成功率并不大。

另外，有人怀疑郑氏乃因"感冒"服药不当，导致过量中毒，引起急性肝脏衰竭而死。证据是郑氏死前行为怪诞且显得暴躁不安。不过，从《台湾外记》记述的临终情况来看，郑氏虽狂躁，但还比较理智，比如穿戴正式朝服、读朱元璋的祖训等。如果是肝脏衰竭导致了肝脑病变，病人的典型症状之一往往是思维极度混乱，说话颠三倒四，甚至随地大小便，最具特征的是出现"扑翼样震颤"（病人伸双臂，犹如鸟翼拍击状），最终嗜睡而死，这与郑氏的弥留表现不符。

综上所述，郑成功中毒致死的观点存在种种漏洞。那么，他是自杀身亡的吗？

近年来，有研究者指出，郑成功是在患忧郁症的情况下自杀而死的。理由是，他死前一段时间出现情绪低落、沮丧、自责、自我伤害与急躁不安等症状，自责的言辞和暴烈的自我伤害尤其明显，"砍"、"抓"、"咬"等不理性行为是他失去理智的自残行为。最后，万念俱灰之下，"我不想活"或"活不下去"的自杀念头有可能成为他暴死的主因。

人们从文献中可以看到郑成功的脾气是相当刚烈的，情绪变化也常颇为突然和激烈，似有着不可侵犯的权威感。生气、痛苦、猜忌、怨恨和报复的负面情绪，使得郑成功难以平心静气地去处理事情，这是完全可能的。他是否有忧郁症的倾向，也的确值得商榷，但说他因此而在受到一系列心理打击之后采取自裁方式了断的话，恐不可信。

郑成功虽然性格有缺陷，但毕竟是一个历经磨难与考验，在战争中迅速成长的优秀政治家、军事家，这样的人在心智上是非常成熟的，在行为上也是比较理智的，有着绝不服输、无所畏惧的精神，有着坚如磐石、排除万难的意志，有着常人所不具备的心理承受能力。

虽然抗清斗争日趋式微，南明小朝廷也像波涛中的一叶孤舟，风雨飘摇，南明皇帝被擒杀也是早晚的事，郑成功是不会没有预见到的，他所谓的反清复明，其实与诸葛亮的北伐中原颇为相似，知其不可为而为之，尽的是一个孤胆忠臣的节操和信仰。

至于父亲、叔父、兄弟、子侄遇害，从他们投降清朝的那一刻起，郑成功就能猜到这一天迟早会发生，因为自己从不放弃与清朝的对抗，亲人们在清廷手里做人质，必会命不久矣。

因此，这些打击，郑成功应是早有心理准备的，不会因此而选择自杀来解脱自己的痛苦。再说，虽然创业艰难，但他毕竟在台湾开辟了一片新天地，明朝能否再生并不妨碍他在台湾大展拳脚，而当时的清朝水军实力有限，还不能在短时间内对孤悬海外的郑氏集团构成致命威胁。郑氏在南洋一带凭着强大的海军实力，尚能称雄割据一方，根本无须仰人鼻息。为何郑成功就看不到这不错的前途呢？为何会如此英雄气短，绝望而死呢？

由此可见，郑成功自杀身亡的观点也存在不少漏洞。看来，他自然病死的可能性比较大。作为一个身经百战、戎马倥偬、身强力壮的统帅，年纪不到四十，长期患有慢性疾病的可能性很小，而且史料也没有记载郑氏之前曾患何病，所以我们无法认定他死于心脑血管疾病、肾脏疾病、肝脏疾病等。

在古人易患的病种之中，传染病，特别是急性传染病，常常是头号杀手，而这类疾病的发生与地理、气候等条件又是紧密联系的。

当年开拓台湾之艰辛，远远超过今人的想象。由于台湾处于热带湿热气候的包围，当时的宝岛原始丛林密布，山峦层层叠叠，河流纵横交错，丛林中遍布"湿毒之气"、"瘴疬之气"。大量的郑军士兵在屯垦过程中因水土不服而患病，疾病又以很快的速度蔓延开来，结果病倒的士兵十有七八，其中不少人死亡。在这种条件下，进入台湾一年左右的郑成功，被传染病夺走生命的可能性不小。下面让我们分析一下到底哪些传染病的嫌疑最大。

首先是伤寒。伤寒易发生在夏天，是一种严重的全身性疾病，在临床表现上，以发烧及腹部疼痛、腹泻等症状为主，其他亦会出现如寒战、皮疹、头痛、厌食、肌肉酸痛等症状，但会因人而有很大的差异。轻者可能只有持续一星期的发烧或无症状，严重者可能死亡，在一般情况下，致死率为10%左右。郑成功病发的过程，除了发烧外，在文献上没有确切看到上述的临床表现，尤其缺乏腹泻等腹部症状，如果腹泻很明显，旁人就很容易观察到，不应再有"人莫知其病"的说法。因此，郑成功不似患伤寒，同样道理，导致腹泻的细菌性痢疾也在排除之列。

其次是肺结核或肺炎。肺结核致人死是一个漫长的过程，同时整个人会消瘦异常，合并长期的咳嗽，甚至咯血。而肺炎病患除了发烧外，常有咳嗽、咳痰，严重时会引起呼吸困难、全身绀紫。郑成功一直意气风发，全无肺结核晚期患者瘦骨嶙峋的虚弱模样，又无咳嗽、咯血等记录，说患肺结核、肺炎实在牵强。

再次是疟疾。这是一种由疟原虫经蚊子感染到脊椎动物而发生恶寒、战栗、高烧、头痛、恶心及发汗等周期性症状的传染病。疟原虫（间日疟、卵型疟、三日疟、恶性疟）中真正会致死的，以恶性疟（热带疟）可能性最大，其他的则致命性较小。郑成功似乎也没有出现疟疾的上述诸如寒热相间的典型症状，而且用疟疾也很难解释他的狂躁、自残行为，因而他不像死于疟疾。

此外，流行性脑脊髓膜炎虽可导致高烧、烦躁激惹，但多发生在冬春时节，与郑氏逝世季节完全不吻合，且往往伤害的是幼童。同样使人发烧且精神异常的流行性 B 型脑炎（日本脑炎），虽夏秋多发，但还是主要以儿童为侵害对象，且猪是最重要的传染源，在郑成功时代，台湾的农业、养殖业还不发达，他本人因此受感染的机会应很小。

……

真凶是否永远逍遥法外？其实，"众里寻他千百度，蓦然回首，那人却在，灯火阑珊处"。笔者认为，近年来屡屡袭扰台湾的登革热，有着重大的嫌疑！

二、溽暑丛林，暗藏杀机

1. 病魔原形毕露

"登革"一名是由英文 Dengue 音译而来。Dengue 的由来众说纷纭，比较普遍的说法是源自非洲斯瓦希里语（Swahili）中的 Ki-dinga pepo，意思是"突然抽搐，犹如被恶魔缠身"。在台湾，它又被称作"天狗热"或"断骨热"；在新加坡和马来西亚则被称为"骨痛热症"或"蚊症"。顾名思义，这种疾病的特点是发烧，全身肌肉、关节疼痛剧烈如骨头断裂般，严重时病患出现四肢抽搐。

登革热（Dengue Fever）一名的出现不过两百多年的历史，然而这种疾病的实际存在恐怕不晚于人类的历史，早在中国晋代的文献中，就有类似疾病和症状的记载。

第二次世界大战期间，登革热这种风土病在东南亚的热带雨林中造成日军和盟军的非战斗减员人数急剧增加。随后，日本和美国科学家对此进行深入研究。1943 年，日本科学家首次发现登革热病毒，美国人也相继取得同样进展。但是，其病因学直至 1944 年才被世人了解。1952 年，登革热病毒首次被成功分离出来，并根据血清学定出 I 型登革热病毒（Dengue I virus）及 II 型登革热病毒（Dengue II virus）。1956 年，科学家在马尼拉从患出血性疾病的病人身上又分别分离出Ⅲ型登革热病毒（Dengue Ⅲ virus）及Ⅳ型登革热病毒（Dengue Ⅳ virus）。登革热病毒属于黄病毒科成员，其染色体 RNA 为单链正向核糖核酸，病毒颗粒大小约 50 纳米。

登革热病毒在自然界的宿主除了埃及斑蚊、白线斑蚊外，还有黑猩猩、长臂猿、猕猴等灵长类动物。可以说，登革热起源于原始森林，随着人类活动区域的扩展，目前城市和郊区也会出现这种病。1987—1990 年的台湾南部登革热大流行时，科学家从捕获的埃及斑蚊体内分离出登革热病毒。1993 年，有学者证实白线斑蚊也具有传播Ⅰ型登革热病毒的能力，白线斑蚊在台湾的分布较埃及斑蚊广，且大部分地区密度高于埃及斑蚊，故白线斑蚊仍是不可忽视的登革热媒虫之一。蚊子吸了动物的血，原先潜伏在动物身上的病毒就在蚊子的唾腺里繁殖，达到一定数量后，带毒蚊子叮咬正常人时，像注射器一样，转而把病毒注射到人的血管内。随着血液循环，登革热病毒大量繁殖，人也就成为其猎物，开始患病了。

全世界的热带和亚热带地区都是登革热的多发地区，目前为止，在全世界一百多个国家和地区都有登革热病例的报道，主要集中在中南美洲、非洲、亚洲（尤其是东南亚地区），还有太平洋一些岛屿。登革热的流行主要呈季节性，但是季节性变化对登革热病毒的影响至今仍未真相大白。在一些地区，登革热的发病数量和降雨量成正比，降雨量和温度的微量变化对蚊子的生存有着非常重要的影响，较低的温度对蚊子的生存可能不利，进而影响登革热病毒的传播。同时，降雨量和温度也会影响蚊子的繁殖能力。当然，人类生活方式的转变也是其遭受登革热侵袭的因素之一。

从1953年开始，人们在菲律宾、泰国、马来西亚、新加坡、印度尼西亚、印度、斯里兰卡、缅甸、越南等地，陆续发现了一种变异型的登革热，即造成严重后果且可致命的登革出血热（Dengue Hemorrhagic Fever, DHF）和登革休克综合征（Dengue Shock Syndrome, DSS），其死亡率达12%—44%。不知道在这种严重恶疾被正式命名之前，已有多少人死在它的魔掌之中？

登革热病患康复后，身体会产生免疫能力，可预防同一血清型病毒的感染，却不会对其他三种血清型病毒产生防御能力，而且不幸感染其他类型的登革热病毒时，病患发生登革出血热的机会较高，多在第一次感染后三个月至五年内出现。严重时可导致血液循环系统衰竭、休克甚至死亡。

典型登革热的病患，常有突发性高烧（体温常骤升至39℃—40℃，可能持续5—6天），伴随着畏寒、头痛、四肢酸痛、骨关节酸痛、肌肉痛、背痛、后眼窝痛、畏光、虚弱及全身倦怠、抽搐；有些则有脸部潮红、眼皮水肿、结膜充血、味觉改变、恶心、呕吐、食欲不振及肝肿大，这是因为病毒在血液里大量繁殖造成了全身毒血症；发烧及全身症状3—4天后消失，一部分人的体温会在下降后再度上升，形成像马鞍状的体温曲线；在发烧后期可能会出现出血斑，尤其常见于下肢；有些人在第三、四日短暂出现疹子，有时会引起全身发痒。这种典型登革热可以自动康复，也无专门针对病毒的药物可用，危险性不高，很少致死。

但是，登革出血热就没那么仁慈了。它早期具有典型登革热的所有症状，但于3—5日后病情突然加重，病患出现剧烈呕吐、谵妄、烦躁激动、坐立不安、四肢抽搐、大汗淋漓、血压骤降、颈项强直、瞳孔散大、皮肤湿冷、四肢冰凉等可怕的临床表现，大多是休克的先兆；病情凶险，如不及时抢救，可于4—6小时内死亡。此时，病患还会出现特征性的自发出血现象，如皮肤可见大量瘀斑、牙龈出血、流鼻血、消化道出血等，甚至有重要器官出血。由于血液的有效成分在明里暗里大量丧失，休克很容易发生，生命垂危也就难以避免了。

郑成功时代的台湾，山林莽原在地理上占有绝对优势，蚊虫猖獗，夏季气候又炎热难耐，出现登革热的疫情是很自然的。就算在文明高度发达的现代，登革热依然屡次逞凶。1988年台湾登革热大流行的确诊病例数为4 389例。2001年，登革热持续发生且跨年，导致了2002年的大流行。该年度，登革热确诊病例达5 345例，其中登革出血热或登革休克综合征的病例数高达240例，导致死亡21例。此次疫情主要流行于高雄、屏东及台南，为1987年以来最严重的一次。2010年台湾南部的登革热感染人数又曾持续增加，监测资料显示，登革热确诊病例逾 1 100 例。近年来，由于交通便利，各国旅客往来逐年增加，台湾登革热的境外移入病例亦有逐年增加的趋势，登革热入侵台湾的风险也随之遽增。

目前并没有治疗登革热的特效药物，只能给予病患支持性及舒缓性治疗，减轻他们的痛苦，同时补充体液，防止休克及脱水等。登革热疫苗也尚未研制成功。每年全球有 5 000 万至 1 亿人染上登革热，其中约 2 万人死亡。

2．“国姓爷”的内忧外患

郑成功患登革热致死，有着深层次的内因和外因。我们不妨逐一分析。

从外部原因来讲，台湾当时的地理气候条件是滋生诸如登革热之类传染病的绝佳温床。

在古代，台湾常被称为瘴疠之地，全岛一片原始景象，到处都是密林野草，又时常高温多湿，风土环境之恶劣足以让人望而却步，这对于传播疾病的生物生长繁殖极为有利，但对人体的健康却极为不利。周钟瑄《诸罗县志》载：“台南北淡水均属瘴乡。南淡水之瘴作寒热，号跳发狂……北淡水之瘴，瘠黝而黄脾，泄为痞，为鼓胀。”蓝鼎元《平台纪略》也提到，“时（清康熙六十年）台中疠疫盛行，从征将士冒炎威、宿风露，恶气熏蒸，水土不服，疾病亡故者多”。那些可怕的传染病，在当时确是一个可怕的杀手。

瘴疬，古人指山林间湿热蒸发而成的毒气，人一经接触之后，轻者生病，重者死亡。在传统的观念中，中国南方就是充满瘴气之处，这当然包括台湾、海南等南方岛屿在内。宋元以前的岭南、两广地区，尚未开发完备，人迹罕至，也属于这种不宜居住之地。历代统治者惩罚罪人的常用手段之一，就是把他们放逐到这些"瘴疬之地"，其实就是对他们厌恶至极，但又碍于明君的颜面不便亲手判死刑，想来个借刀杀人，利用大自然的力量把这些不听话的家伙消灭掉，省得眼见心烦。比如，被贬的唐代名相李德裕，在《谪岭南道中作》就写道："岭水争分路转迷，桃榔椰叶暗蛮溪。愁冲毒雾逢蛇草，畏落沙虫避燕泥。"韩愈、苏轼都曾有过类似的遭遇，不过他们侥幸活了下来，也算老天有眼吧。然而，客死瘴地的冤魂可不计其数。

当时，任何进入台湾的外乡人，绝对不会像今天前往台湾旅游的人士那般抱有愉悦、兴奋的心情，相反，他们往往带着赴刑场的心情上路，出发就意味着生离死别。

无论是清军进兵台湾平定叛乱，还是法军攻台、日军占台，他们受到风土病的攻击程度不逊于战损，亲历者心有余悸，不堪回首。如中法战争时，法军在基隆因不适应气候而造成大量非战斗减员，埋葬于当地的法军约 700 人中，战死者仅 120 名，负伤而死者 150 名，其他全因疫病而死。而甲午战争后，日本侵略者也在这个宝岛上初次尝到了硝烟战火以外那些无声无息的杀人武器令他们胆战心惊的威力。[②]

郑成功时代的台湾，其开发程度远逊于 19 世纪后半叶，瘟疫流行的程度也必然更严重。即便台湾本土没有登革热，这种传染病也可以通过荷兰人从东南亚等地传到台湾，成为移入性传染病。因为当时的荷兰殖民者正热衷于在台湾和南洋诸地进行贸易往来，甚至做着海盗的勾当。

因此，郑成功不幸感染登革热病毒的可能性很大，而且这种感染可能不止一次，这导致他的病情非同寻常地严重。

从内部原因来讲，郑成功当时的体质和心理状态也存在着易感因素，这使得他的病情更趋恶化，更易把他推到死亡的边缘。

他连年征战，几乎从未停止过战斗的步伐，终极目标只有一个，那就是推翻清朝、恢复大明。可惜这个目标离他渐行渐远，他不可能不感到身心疲惫，甚至产生焦躁、郁闷的情绪，而万事开头难，台湾的艰苦经营又使得他日理万机、

[②]《续修台湾府志》记载："（乾隆五十年林爽文事变，清政府调大量军队来平乱）时霪雨连旬，水平四野，我军自内地来者，十病五六，郡城以外，尽为贼踞。"《澎湖厅志》卷十一记载："（光绪）十一年春二月，法酋孤拔犯妈宫港……二月十三日，孤拔率战轮来犯……接仗后数日，而和议信至；孤拔旋死于澎湖，夷兵亦多疫死。"佐仓孙三《台风杂记》记载："我文武官之在台者，大抵为瘴疠所染，重者一再病而殂，轻者经五六十回而不死。唯屡罹者，气血枯衰，归国而后尚不能脱者，往往有焉。此病之发，或每日、或隔日而患之，不违时间而来。先感恶寒，忽而战栗眩晕，如以盘石压头脑。或苦吟发呓语，似病风者。"

心力交瘁。一个疲惫的身躯，一份压抑的心情，这正是恶疾锁定的目标。

屋漏偏逢连阴雨，南明皇帝遇害、父亲满门被屠、逆子做出乱伦之丑事……一系列重大打击竟然不期而至，像几道猛烈的风雷一样，同时砸向了民族英雄孤单的肩膀之上。一个心情愉快的人，自身的免疫力是相对较强的，反之，一个极度哀伤、忧愤的人，对疾病的抵抗力必然一落千丈。

那么郑成功的病状有哪些是符合登革热的呢？

3. 元凶罪证

第一，郑氏的发病时间与登革热高发时间一致。每年的6—10月是登革热的流行季节，尤其是盛夏时节。台南的6月，天气酷热难当，雨水非常充沛，人群聚居地附近必然散布着潮湿、积水之处，当时肯定又不乏林木之繁盛，一切正好都适宜蚊蚋的兴风作浪。郑氏于6月中旬患病，患的是登革热，这种可能性是存在的。

第二，郑氏的亲信之一马信在郑氏去世后数天竟然也追随而去，这增加了他们一同死于传染病的可能性。因为此人生前与郑氏过从甚密，如果郑氏是感染病毒致死，那么，马信同样被感染的机会也是不小的，甚至有可能，蚊子把病毒从郑氏身上转运到他的血液内，引起发病。

第三，郑氏从发病到死亡约一周，这基本符合登革出血热的病情进度。可以说，郑氏在头一两天可能觉得发烧不适，与一般感冒无异，这属于典型登革热的症状之一，随后过了四五天，他的病情突然迅速恶化，状态急转直下，发展到了大出血和休克阶段（登革出血热），由于缺乏现代的先进医疗措施，旁人只能眼睁睁地看着他含恨而死。

第四，各种版本对其死状的记载其实大同小异，有的可能稍显夸张，因为作者们基本都是道听途说，没有亲历现场，这少不了有臆想的成分掺杂其中。郑氏行为怪异且大喊大叫，很可能是由疼痛难忍、四肢抽搐引起的。他的"自残行为"也许就是剧痛、抽搐下的一种添油加醋的描写，特别是说他用剑砍脸。真实的情况可能是"自抓其脸、自咬手指"——痛苦万分、强烈抽筋的表现。千万不要忘记，"登革"的本义就是"突然抽搐，犹如被恶魔缠身"，这与郑氏的症状是吻合的。

第五，郑氏到了临终前，一度出现过狂躁不安、情绪激动，这又和登革出血热导致的休克前兆一致。他很可能在感染了第一次能够自愈的典型登革热后，不小心又被另一只携带不同型号登革热病毒的蚊子叮咬，最终诱发了致命的登革出血热。

一代民族英雄，猝然陨落，个中玄机竟然在于微不足道的丛林病毒。痛哉！惜哉！

三、巅峰·低谷

在我们后人的眼里，郑成功生命的最后一年，是他人生的最高峰——驱荷开台，名垂千古，紧接着就是最低谷——英年早逝，壮志未酬。

在郑成功心里，也许他依然觉得自己处在人生低谷——诸事不顺，出师未捷，前途渺茫……

任何人在取得一些成就之后，难免会有所得意，也有所松懈。尽管很多人熟读史书，声称会吸取前车之鉴，但心理反应有时候不是人的意志所能掌控的。

1662 年 2 月，郑成功赢得了热兰遮城战役的最后胜利，将荷兰人驱逐出台湾。为了巩固自己在远东的海上霸主地位，同时也为了保护菲律宾的南洋华人，郑成功特派意大利传教士李科罗（Vittorio Riccio）前往菲律宾，给菲律宾的西班牙总督带去一封信。这是一封充满威胁的最后通牒，郑成功在里面意气风发地写道：

> 你小国与荷夷无别，凌迫我商船，开争乱之基。予今平定台湾，拥精兵数十万，战舰数千艘，原拟率师亲伐。况自台至你国，水路近捷，朝发夕至；惟念你等迩来稍有悔意，遣使前来乞商贸易条款，是则较之荷夷已不可等视，

决意始赦尔等之罪，暂留师台湾，先遣神甫奉致宣谕。倘尔及早醒悟，每年俯首来朝纳贡，则交由神甫复命，予当示恩于尔，赦尔旧罚，保尔王位威严。并命我商民至尔邦贸易。倘或尔仍一味狡诈，则我舰立至，凡尔城池库藏与金宝立焚无遗，彼时悔莫及矣！荷夷可为前车之鉴，而此时神甫亦无庸返台。福祸利害惟择其一，幸望慎思速决，毋迟延而后悔，此谕。

虽然郑成功一再告诫自己，台湾战役的胜利只是新事业的第一步，切记戒骄戒躁，但从这封信函我们却觉察到"国姓爷"心中那份隐藏的傲慢与自满。

诚然，郑氏的海上武力在当时的东亚地区是当之无愧地名列前茅，驱逐荷兰人一役，也充分显示出他卓越的战略眼光和军事指挥才能。但这一切，都不能成为他目空一切的资本，况且，清朝——那只强大的陆上猛虎、郑氏终生的敌人——依旧牢牢控制着大陆，令郑氏奈何不得。

人生无常。其兴也，勃焉；其亡也，忽焉。

正所谓"高处不胜寒"，一个人越处在人生和事业的顶峰，越容易沾沾自喜，自我膨胀，因而，紧接着伴随而来的，就有可能是人生坠入低谷，事业一落千丈，个人一蹶不振，多年辛苦付之东流，甚至飞来横祸，遭遇不测。这也就是人们常说的"满招损，谦受益"！

曾国藩在写给弟弟的家书中曾经提到过一句话，那就是"盛时常作衰时想，上场当念下场时"。当时身为朝廷重臣的曾国藩，已经取得了平定太平天国、中兴清朝的显赫成就，功勋卓著，但因此也难免招致朝廷猜忌、同僚嫉妒，更何况他是一个汉人。曾国藩却不慌不忙，出人意料地做出了一系列不可思议的低调举措，例如果断裁军、让功于人、劝弟辞官等，用以柔克刚的大智慧化解了一场即将爆发的危机。

巅峰和低谷，这是一对逆向的词。任何人的一生都不可能一帆风顺，都是像波浪一样推进，有起有落，时快时慢。无论你是处在顺境或是逆境，巅峰抑或低谷，记住这全是生活给你的馈赠，只能而且应该泰然处之。

不能说郑氏的突然病故与他的自满情绪有着必然联系，纵使他再小心谨慎，无情的病魔也许还会盯上他。但是，我们可以这样说，如果他在伟大成就面前更加谨小慎微，在生活和情绪上调节得更恰当、更合理，戒以酒浇愁，戒肝火，避免心神上的大起大落，那么，他罹患疾病的风险会有所降低，可能不至于天妒英才。

对于郑成功来说，经营台湾并不是终极目标，他要的是推翻清朝的江山。然而，这不是他力所能及的，历史也没有给他更好的机遇。虽然称霸海上，然而他与清军的陆上交战却屡有败绩，颓势日显，而独守孤岛，更无法预知何年何月才能北定中原、匡复明室，也许在有生之年只能与大陆隔海相望。从这一点来看，郑成功会心有不甘，会有强烈的挫折感，或许，他会觉得自己仍处于人生的低谷。

每个人都不可能永远处在巅峰的状态，否则就不会有英雄末路、美人迟暮的遗憾了。从巅峰跌入低谷容易，从低谷走向巅峰却很难。

郑成功在他想象的人生"低谷"里，过分羁绊于家事、国事的种种负面影响，背负着一个又一个沉重的包袱却不能开解，没有积极引导自己看到光明的前途、大有可为的远景，反而让自己长期暴露在恶劣的负面情绪之下，心绪怎得安宁？再顽强的生命力也无法承受如此重压，无法抵挡这没有皮肉之苦的残酷折磨。此种情况下，一病不起可能是必然的结局。

人生总会有低谷，积极作为，走出低谷才算成功。

同样活跃在明清之际，有一位曾经扭转乾坤的农民战争领袖，也从巅峰突然坠落。他因祸得福，也因福得祸。他是谁呢？

第二章

鼠疫，黑云压城

时间：公元 1644 年

灾区：中国北京一带

疫病特点：死鼠遍地；病人发烧，淋巴结红肿，皮肤发黑，迅速死亡

影响：大明王朝顷刻崩溃，大清王朝渔翁得利

一、李自成，胜败易手

1. 四十天，天堂地狱之隔

公元 1644 年 4 月 29 日，北京。

一位头戴毡帽、身穿箭衣，胯下一匹乌骓马的中年男子，正怀着无比复杂和凄怆的心情，恋恋不舍地离开了曾经的京师重地；他时而勒紧缰绳，回首眺望古都苍凉而冰冷的城楼、远处隐隐而沉默的燕山山脉，又时而策马扬鞭，催促部属加快行军速度，尽快脱离险境。那长满了络腮胡的瘦脸，虽然久经

风霜的雕刻，也从未像今天这般颓然，那曾经仿佛鹰眼般的一双眸子，如今竟前所未有地闪出几点无奈的泪花。历史在崇祯十七年的那个春天，听到了一声长长的叹息。

四十天，对于绝大多数古人和今人来说，只不过是人生一个极不起眼的片段，是可以忽略不计的时间跨度。你是一介书生，四十天后，你还是一介书生。当然，会有极个别贫苦人士可以华丽转身，突然被告知成为状元或者榜眼——未来的高级公务员。但是，几乎没有一个人可以在这么短暂的时间内，体会到巅峰的陶醉和深谷的痛楚，从被通缉的流寇骤升为国家的最高统治者，紧接着又变回惶惶如丧家之犬的流寇，并从此一蹶不振。

他叫李自成。历史曾经给了他绝好的际遇。他是大明王朝的掘墓人，但很不幸，也是殉葬者。历史深处的明太祖朱元璋曾有机会不再孤单，因为大明开国 276 年后，将有另一位和他出身一样卑微贫贱的人，通过十多年艰苦的奋斗，成为一个大时代的开创者。在一六四四这个诡异的甲申年，历史的车轮在这里稍作停顿，试图调整方向，中华民族的命运前途本来可以与今日完全不一样。我们将不可能知道男人那长长的发辫是怎么回事，也永远不会知道什么是"格格"、"皇阿玛"；也或许没有"火烧圆明园"的惨剧，没有甲午战败、割让台湾的耻辱。可惜，无情的历史不能假设，最终，朱元璋的纪录无人打破，也注定成为中国历史上的那个无人比肩的唯一。

2. 京畿皇城，唾手可得

李自成（1606—1645），明末农民起义领袖，杰出的军事家。原名鸿基，世居陕西米脂。传说童年时曾给地主牧羊，亦曾为银川驿卒。崇祯二年（1629），他在天灾人祸的双重压迫下斩木为兵，揭竿为旗，号"闯将"、"闯王"，勇猛有识略，逐渐成为明朝政府难以对付的"流寇"。

历史上的亡国之君往往都遭受唾骂，而崇祯皇帝朱由检却意外地获得后人的同情，理由无非是那句"君非亡国之君，臣皆亡国之臣"，也多少寄托了世人对清朝坐享其成的民族主义愤懑之情。

其实，崇祯帝是很有问题的。他仿佛很想励精图治，然而他的办法却始终无法在正确的轨道上运行，而且他多疑任性、刚愎自用。在即位初期，他曾发挥了当机立断的作风，铲除掉魏忠贤与客氏，这是他的光辉岁月。但一转眼间，他又信任宦官，对于军国大事的处理、枢要人物的升降，时常朝令夕改，轻信妄断，冤杀袁崇焕就是典型的例子。偏偏老天爷对大明也早已深恶痛绝，力图抛弃，旱灾洪涝在这片土地上不断上演，大明腐朽的官僚机构把无数的老百姓推向水深火热之中。内乱遂起，而关外的满洲骑兵虎视眈眈，对大明的领土不断蚕食。

明朝早在万历年间就开始"癌变"，经过泰昌、天启两朝的进一步恶化，到了苦苦支撑的崇祯年间，内忧外患，民不聊生，统治阶级离心离德，政权已经病入膏肓，回天乏术，灭亡也只是早晚之事。

李自成的为人，连官修的《明史》都称赞他"不好酒色，脱粟粗粝，与其下共甘苦"，看来他很能收揽民心，礼贤下士，善于和部下同甘共苦，而又能坚持敢作敢为的一贯作风，和刘邦、朱元璋等起于草莽的英雄豪杰比起来，有过之而无不及。他在初发难的十几年间，只是高迎祥部下的一个普通军官而已，时胜时败，失败后连自杀的念头都动过好几回。特别是在崇祯十一年他最倒霉的时候，仅携十八骑突围而出。直到收拢了一批愿意出谋划策的文化人之后，他才迎来了转机，从此一帆风顺。

他在十多年的实战中也培养出了相当优秀的战术思想，《明史》称赞他"善攻"，绝不会是阿谀的。他的军法也很严，例如"军令不得藏白金，过城邑不得室处，妻子外不得携他妇人，寝兴悉用单布幕"，甚至"马腾入田苗者斩之"（《明史·李自成传》）。真可谓极端严明的纪律之师。

李自成距离天下无敌的境界似乎不远了。崇祯十四年、十五年的两年间，他把河南、湖北几乎全部收入囊中。十六年十月，他攻破潼关，转瞬之间，全陕披靡。十七年正月，他建立大顺政权，年号永昌，与大明分庭抗礼。二月，他兵出山西，三月十七，即兵临北京城下，不到三天工夫便在一片"开了大门迎闯王，闯王来时不纳粮"的歌声中把京城一举攻克。这声势只能用摧枯拉朽来形容，崇祯帝众叛亲离，最后登上景山投缳自尽于一棵歪脖子老槐树下。

其实，这个"大顺梦"，李自成恐怕也只是想想而已，连他都没想到胜利居然光临得如此之快。在之前的宁武关一战中，大顺军被重创，这使得李自成的信心颇为受损。北京被围，他向崇祯帝修书一封，提出了无比优惠的议和条件。据清人徐鼒《小腆纪年附考》载，李自成的条件是："闯人马强众，议割西北一带分国王并犒赏军百万，退守河南……闯既受封，愿为朝廷内遏群寇，尤能以劲兵助剿辽藩，但不奉诏与觐耳。"崇祯帝是在以匪夷所思的愚蠢对议和条款加以严词拒绝后，农民军才开始攻城的。或许，他依然陶醉在对北京城防的幻想之中，毕竟自万历年间以来，这座城屡屡遭受过蒙古与满洲铁骑的包围和袭扰，均安然无恙，化险为夷。

李自成似乎本没打算一战而克，仍停留在"裂土封王"、"共享江山"的黄粱一梦中，只不过任何人都不曾料到，一国之都，其防线竟然如此弱不禁风。

3. 大顺雄师，强弩之末

三月十九进了北京城，李自成自然入主皇宫；丞相牛金星所忙的是筹备登基大典，招揽门生，开科选举；将军刘宗敏所忙的是拶夹降官，搜括赃款，严刑杀人；众人都以为天下大定、江山永固。近在肘腋的关外满洲大敌，他们似乎全不在意；摇摆不定而举足轻重、手下三万精锐关宁铁骑的山海关守将吴三桂，他们也满不在乎；大顺官兵们驻扎在京城里面享受着太平之乐。

然而，刘宗敏对吴三桂家人的胁迫侮辱终于把吴三桂这只东北虎彻底激怒、激反了。迫于形势暂时归附的吴三桂，内心本就鄙视、仇视大顺政权和李闯"流寇"，此刻"为红颜"而"冲冠一怒"，作为汉人边将，竟全然忘记了与满洲人多年来你死我活的敌对，勾结八旗兵进关，誓将大顺政权扑灭。

李自成闻讯大怒，遂于四月十九御驾亲征吴三桂，然而他亲点的十万大军此刻却暮气沉沉，不复勇力，与吴三桂的几万人马接仗居然丝毫没占到便宜。双方厮打得筋疲力尽之际，狡诈的清军在摄政王多尔衮的一声令下，突然投入战场，把大顺军杀得血流成河。二十六日，大顺军全线溃败，李自成只好于二十九日带领少数人马撤离北京。五月初三，清军进占北京，爱新觉罗家族的小皇帝顺治，在叔叔多尔衮的扶持下，坐在了龙椅之上。一个旧时代彻底终结了，而新时代却不再属于李自成。

撤出北京之后，李自成被尾随的清军追击，一败再败，损兵折将，大顺军居然全无招架之功，遑论还手之力了，只有狼奔豕突，溃不成军。他们苦心经营的地盘也日益缩小，势力每况愈下，大顺终被无情地扼杀了。李自成本人却神秘地失踪了，三百多年来，关于他的结局众说纷纭，有人说他在湖北九宫山遇害身亡，有人说他遁入空门并获得圆寂……

现在回望这惊心动魄、天翻地覆的四十天，后人总是无限感慨，不仅仅叹息这短暂的光阴造就了一个项羽一样的悲剧英雄，不仅仅叹息这短暂的光阴让一个白山黑水间崛起的游牧渔猎民族掌握了华夏大地未来近三百年的命运，还常常叹息李闯王的成功与失败、登顶和沉沦，竟转变得如此之快速、如此之突然、如此之眼花缭乱。

这一切究竟为什么？为什么本该固若金汤的京师防线在三天内便土崩瓦解？这仅仅是民心所向吗？为什么一向所向披靡的大顺农民军居然在四十天内沦为一支"鱼腩部队"，毫无王者之风，任人宰割。这仅仅是腐化堕落、纪律松弛吗？

二、"黑死"横行，谁主沉浮？

1. 天灾猖獗，祸不单行

大明是气数将近，李自成的大顺军是否就真的天下无敌、势如破竹？大明难道就连一个忠臣都没有吗？事实并非完全如此。

1644 年初，意气风发的李自成在西安建元。他亲率大军浩浩荡荡东征北京，沿途兵锋所至，如秋风扫落叶一样。然而，在宁武关，他遇到了明军最顽强的抵抗。

作为大明朝最后的忠臣良将，守将周遇吉拼死力战，以几千残兵对阵李自成 20 万大军，全无惧色。双方大战七昼夜，周遇吉充分发挥险要地形的防御优势和灵活的战术，杀伤大顺军数万人。

李自成付出了高昂的代价才攻占了宁武关，到达北京时，他的信心、锐气不会不有所挫折。日后虽有守城的太监、官员背叛崇祯开城迎闯，但是依旧很难解释为何国都防线完全不堪一击，那些守备的兵士都到哪里去了？

到了李自成亲征吴三桂时，其部队战斗力下降之速也确实匪夷所思，原先攻无不克，而今却溃不成军。尽管在吴三桂和清军联手之下败北，损兵 6 万—10 万，但李自成在北京附近尚有 10 万之众以逸待劳，吴三桂本部已伤亡殆尽，而入关清军总数最多 10 万，机动兵力会更少一些，且深入汉人区域，劳师远征。从人数、装备、作战经验、地理条件等因素来说，大顺军虽士气受挫，但并非完全处于劣势，双方大致势均力敌，为何居然一触即溃？为何这一回轮到李自成的北京"不设防"呢？

历史在后人眼里是规律，是必然，在当时人眼里却是无序，是偶然。大大小小的偶然建构了历史，起码是局部的历史风云变幻。这些偶然往往为史家所忽视，因为他们眼里只有既成的事实和书本的规律。

在这个星球上，除了人类之外，还有动物、植物和自然环境，这些非人为的东西一样能造就历史，因为历史不仅仅属于人类，历史还是这个星球的日记。1644年，在北京，在华北，影响中国历史的不仅是某个人、某一群人，还有无处不在的、肉眼看不见的病菌。

17世纪，人们尚不知细菌为何物，尽管它们比人类的历史长得多。在中国的历史记载中，大疫往往代表着细菌或病毒造成的传染病流行。风雨飘摇的大明王朝末期，大疫在北方多次肆虐，崇祯十六年、十七年两年尤为频繁。早在崇祯十三年，北京附近的顺德府、河间府就有大疫。十四年，河北大名府、顺天府等地疫情严重，地方志上写道："瘟疫，人死大半，互相杀食。"时人刘尚友在《定思小计》一文中追述说："夏秋大疫，人偶生一赘肉隆起，数刻立死，谓之疙瘩瘟，都人患此者十四五。至春间又有呕血者，亦半日死，或一家数人并死。"十六年，通州、昌平州、保定府均有大疫，并且传入北京，《明史》云："京师大疫，自二月至九月。"第二年，即崇祯十七年（1644），北京大疫进入高峰，高峰期正好是阴历三四月间。

这个横行北京的大疫究竟是什么？它有什么特殊之处？当时死鼠遍野，"东死鼠，西死鼠，人见死鼠如见虎，鼠死不几日，人死如圻堵"，人类接近不久也患病而死。明人的笔记称这场大疫为"疙瘩瘟"、"疙疸病"，实际上就是对病患身上淋巴结肿大的描写。其传染性之烈，往往导致"一二日即死"、"死亡枕藉，十室九空，甚至户丁尽绝，无人收敛者"。《潞安府志》有类似的症状记载："病者先于腋下股间生核，或吐淡血即死，不受药饵。虽亲友不敢问吊，有阖门死绝无人收葬者。"明代医生龚廷贤在《万病回春》中总结这种瘟疫的临床表现是"头疼身痛，憎寒壮热，头面颈项赤肿，咽喉肿痛，昏愦"，病人"头大如斗"，又称为"大头瘟"。

病患死亡速度之快，简直到了令人毛骨悚然的地步。有一个叫吴彦升的官员，刚准备去温州赴任，他的一个仆人死了，他命另一仆人去棺材店买棺材，久久不见回来，后竟发现此人死在棺材店内。又有一对新婚夫妇，婚礼之后坐于帐中很久没有出来，众人打开帐子一看，竟发现夫妇两人死于床的两头。

著名明史专家邱仲麟先生于《明代北京的瘟疫及帝国医疗体系的应变》一文中说，崇祯十六年四月时，北京每天死人上万，以至于城门都被运出的棺材堵塞。有一个统计数字，认为这场大疫夺走了20万北京人的性命，而北京当时的总人口，估计才80万—100万。那时，北京城里盛传种种白衣人勾魂的流言，一到晚上，民间整夜敲击铜铁器驱鬼，"声达九重"。这是怎样的一座鬼气森森的城市！邱先生不禁惊呼，这"堪称是一场超级大瘟疫"！

可以想象，这时驻守在北京的明军怎能幸免于难呢。如果此时面对敌人来犯，如何能守得住？当时在北京的明军名义上有十来万，大疫过后，折损过半。按一位明朝遗民张怡的说法，当李自成的队伍杀来时，能上城墙上防守的军人，连一万人都凑不齐，不但士兵、小贩、雇工大批倒毙，北京城连乞丐都找不到了，守城将官低声下气地求人来守城，"逾五六日尚未集"，崇祯帝只得下令让太监三四千人上了城墙。到了李自成兵临城下时，北京内城上五个城垛才有一个士兵，而且都是老弱病残，"鸠形鹄面，充数而已"，一群乌合之众怎能抵挡李自成的久战之师？"鞭一人起，一人复卧如故"，这个站起，那个又倒下，这难道是人心涣散？杀一儆百不就行了吗？李自成的部队之前有屠城的记录，难道明军甘愿引颈受戮？其实是因为疫病流行，官兵们感染得病后大量死亡，仅存的人员都是半死的病患，身体虚弱不堪，实在无能为力。如果没有大疫，再不济事，靠着红衣大炮和坚固城防，怎么说也能多坚持几天吧？怎么说也不能让大顺军"兵不血刃"吧？195年前经受"土木堡之变"的明军残部，不就是这样同仇敌忾地把势头正猛的瓦剌军打败，赢得北京保卫战的胜利吗？

李自成就这样连自己都不敢相信轻易地"攻"进了北京，如果我们硬要说他武力强大的话。同时连他自己都不敢相信地发现，他梦里繁华的京城现在如同鬼域一样。他的部队虽然幻想着在京城之内享尽荣华富贵，然而疾病无情，北京即刻变得人满为患，这正好利于大疫的流行，瘟疫往往喜欢在生活环境差的百姓和士兵中传播。大顺的精兵良将就在北京驻扎下来，不是住兵营就是住民宅，隐性感染或尚未发病的降卒也大量收编，造就了无数的密切接触机会，大疫便开始在这些外地人中快速弥漫开来。难怪大顺军——一群病恹恹的农民——攻打吴三桂时显得如此力不从心,迎战清兵时又只顾狼狈逃窜。李自成退回北京才深知,用这样一批病夫守城,自己恐怕要成为崇祯第二——瓮中之鳖!因此,他下令全军撤退,但没想到,兵败如山倒,局势一发不可收拾。

这一个月内把大顺军搞得迅速丧失战斗力的,不仅是北京的花花世界,还有满城的恐怖细菌。

山海关前"暴骨盈野,三年收之未尽也",清军入关安顿天下后,为什么不下令地方官员收尸,而听之暴露荒野?这不像是新王朝的气象!其实,原因还是瘟疫,病尸谁敢去收啊?

这场可怕的瘟疫,伴随着一些可怕而费解的自然现象。

崇祯末年,有关鼠类异常活动的记载骤然增加,如《古今图书集成·职方典》说:"崇祯十四年,夏大疫,人相食,有鼠千百成群渡河而南去。"顺治《郾城县志》卷八也有类似的说法:"崇祯十六年有鼠无数,群行田间,几至成公径。"光绪《顺天府志》则记载称:"崇祯十六年,先是内殿奏章房多鼠盗食,与人相触而不畏,元旦后鼠忽屏迹。"嘉庆《庐州府志》有更明确的记录:"崇祯十四年大疫,郡属旱蝗,群鼠衔尾渡江而北,至无为,数日毙。"

综上所述,明末瘟疫极有可能是一种和老鼠密切相关的传染病——鼠疫(Pestis),即闻之色变的"黑死病"。

2. 病魔解读

鼠疫是由鼠疫杆菌（叶赫森菌）引起的自然疫源性疾病，它流行于野生啮齿类动物，鼠是重要传染源，人类主要通过鼠蚤为媒介患此病。经皮肤传入引起腺鼠疫，经呼吸道传入发生肺鼠疫，在血液中播散则易得败血症鼠疫。临床表现为发烧、淋巴结肿大、咳嗽、咯血、出血倾向等，传染性极强，死亡率很高，是危害人类最严重的烈性传染病之一，属国际检疫传染病，在中国大陆的《传染病防治法》中被列为甲类传染病之首。

鼠疫杆菌，属肠杆菌科，为两端钝圆、两极浓染、椭圆形革兰氏染色阴性的小杆菌，它无鞭毛，无芽孢，但有荚膜，看似憨态可掬，实则穷凶极恶。它体内含有内毒素，并能产生鼠毒素和一些有致病作用的抗原成分；内毒素可引起全身中毒症状和组织病理变化，为此菌致病致死的毒性物质。V 和 W 抗原是菌体的表面抗原，为此菌的毒力因子，与细菌的侵袭力有关。T 抗原即鼠毒素，可引起局部坏死和毒血症状，但有良好的抗原性，人和动物感染后可产生抗毒素抗体。

鼠疫杆菌虽然携带着十八般武器，攻击力甚强，但对外界刺激的防守力却并不强，尤其对干燥和炎热均甚敏感，阳光直射可致其死亡。不过，它喜欢低温，在冰冻的组织或尸体内可存活数月至数年，在脓液、痰、蚤类和土壤中尚可存活一年以上。

　　1894 年，中国南方爆发鼠疫并传播至香港地区。细菌学家、法国人亚历山大·叶赫森 (Alexandre Yersin) 在香港的病人身上分离出引致鼠疫的细菌。目前一般认为叶赫森是首位发现鼠疫杆菌的科学家。1967 年，鼠疫杆菌以叶赫森来命名，以作纪念。

　　人间鼠疫以黄鼠和褐家鼠为最主要传染源，各型鼠疫病患也均可作为人间鼠疫的传染源。肺鼠疫患者痰中可排出大量鼠疫杆菌，因而又成为重要的传染源。人与人之间传染可造成局部地区的爆发或毁灭性的大流行。

　　经跳蚤传播，即鼠—蚤—人，这是鼠疫的最主要传播方式。19 世纪后期，德国微生物学家罗伯特·柯霍（Robert Koch）博士最先发现了这一规律。人间鼠疫流行前，常有鼠间鼠疫流行，一般先由野鼠传给家鼠。寄生鼠体的疫蚤，表面看来不足挂齿，但它们饥肠辘辘，饥不择食，叮咬人类时，因其胃内被大量鼠疫杆菌堵塞，血液在跳蚤的嘴巴和人的皮肤之间形成倒流，病菌便随之进入人体，引起发病。含菌的蚤类亦可随搔抓进入皮内，造成感染。因此，人间流行前常可看见大量家鼠死亡，死状恐怖。

　　此外，破损的皮肤接触病患含菌的痰、脓或动物的皮、血、肉，甚至疫蚤的粪便，都可能被感染。含菌的痰、飞沫或尘埃通过呼吸道飞沫传播，也能引起人间的肺鼠疫大流行。

　　鼠疫杆菌沿着淋巴管这一"绿色通道"入侵人体，因而鼠疫的基本病理改变为淋巴管、血管内皮细胞的损伤和急性出血坏死性炎症。人体局部常见充血水肿，全身各组织脏器均可有充血、水肿、出血及坏死，而局部的淋巴结红肿尤其明显。

腺鼠疫最为常见，除有发烧等全身毒血症症状外，病患主要表现为急性淋巴结炎。病初即有淋巴结肿大且发展迅速，淋巴结及其周围组织显著红、肿、热、痛，于病后 2—4 日达到高峰。腹股沟淋巴结最常受累，其余依次为腋下和颈部。若治疗不及时，淋巴结会很快化脓、破溃，病患可于 3—5 日内因严重毒血症、休克或继发败血症、肺炎而死亡，未治疗的腺鼠疫病患死亡率为 50%—60%。

肺鼠疫病患会很快出现咳嗽、呼吸急促、胸痛、嘴唇发绀、咳痰，初为少量黏液痰，继之为泡沫状或鲜红色血痰。病患常因心脏衰竭、出血、休克等而于 2—3 天内死亡。败血症鼠疫为最凶险的一型，起病急骤，病患寒战、高烧不退或体温不升、谵妄、昏迷，进而发生休克及广泛皮肤、内脏出血和坏死等，病情恶化迅速，如不及时治疗常于 1—3 天内死亡。临终前，病患全身皮肤呈黑紫色，故有"黑死病"之称。

痊愈者体内会获得长久的免疫力，再次感染鼠疫的可能性很小。也许这就是适者生存吧。

对照明末的文献记载，我们发现当时病患的主要症状为"头疼身痛，憎寒壮热，头面颈项赤肿"，"头大如斗"，"一赘肉隆起，数刻立死，谓之疙瘩瘟……至春间又有呕血者，亦半日死"或"一二日即死"，又可"先于腋下、股间生核，或吐淡血即死"。归纳起来，就是鼠疫所表现的发烧、腋下和腹股沟等处出现红肿块（腺鼠疫表现）、咯血（肺鼠疫表现），在缺乏有效治疗的年代，病患往往迅速死亡。由于居民与死者、死鼠的直接接触和间接接触（气体、飞沫传播）都是难以避免的，所以感染率相当高，结果就是人们一大片一大片地倒下。当时有人认为，看了死鼠或死者一眼也会染病，不无夸张。

如同一场战役的胜负和天时、地利、人和三大因素密不可分一样，鼠疫发动对人类的大破袭，造成明军、大顺军丧失战斗力，也离不开这几大因素。

先说天时。中国气候在明末进入了一个小冰河期（从1580年开始），中国历史学家的考证证明，这个时期是人类有史以来最冷的时期，被称作"小冰河期"。偏偏1644年又是近一万年来最冷的这几十年的末期，中国华北地区平均气温下降4℃—6℃，天气相当寒冷。于是，草原植被南移，许多啮齿类动物跟随南下，与农耕的大明子民争夺生存空间，它们带来的鼠疫杆菌，最终消灭了明朝大量的人口。有趣的是，无独有偶，历次游牧民族的南侵都与气候的改变有较大关系。无论何时，生存总是第一位的。一旦气候趋向严寒，食品供给就会短缺，为了生存，马背上的民族当然无所不用其极了。

此外，寒冷的天气比较适宜鼠疫杆菌的生存，因此它们在1643年、1644年之交的冬春时节横行无忌达到最高峰，最终酿成北京的惨剧。李闯破城、崇祯上吊、大顺兵败，恰恰主要都发生在这暮春时节。阴历四月，即阳历五月之后，李自成军撤出北京，夏天逐渐来临，天气开始转热，鼠疫杆菌对炎热很是胆怯，遂鸣金收兵，让作孽告一段落。于是，灾情有所缓和，清朝开始在华北地区站稳脚跟。

再说地利。鼠疫与啮齿类动物传统势力范围的变化，有着千丝万缕的关系。早在崇祯帝的高祖父嘉靖帝时期，汉人便开始对山西长城口外的蒙古草原实施移民开垦，这破坏了鼠疫源地长爪沙鼠的生态环境，人、鼠接触增多，染疫的可能性便随之增加，万历九年自大同开始的鼠疫大流行就很可能与汉族移民的这一活动有关。到了明朝后期，土地兼并日趋严重，老百姓丢掉了土地，出路无非有两条：一是成为流民饥民，最后走投无路加入流寇；二是去开荒，大批失去土地的农民经山西跑到草原地区垦荒。草原本来是野鼠的地盘，人逐步侵入它们的领地，鼠疫传播到人类社会是再自然不过的了。明末，山西经常性地流行鼠疫，并东传至北京，正是草原被逐渐蚕食的结果。

在北京城内，虽然没有草原，但是建筑物林立，人类的生活资料非常丰富且密集，这又是喜欢与人类结伴同行的家鼠隐居的天堂。上自皇宫禁地，下至贫民窟，都藏匿着无数这些白天难以发现的"梁上君子"。一旦疫情爆发，它们大量毙命，而不得不与它们"同居"的北京市民也随之遭殃。

最后说说"人和"。与其说是"人和"，倒不如说是"菌和"，我们这里说的是人在疫情中的影响。那个动荡的年代，人是最不"和"的，如果没有战争，或许明朝政府还可以集中精力去应付灾荒。但明朝末年，政府面临着强大的外敌入侵和流寇造反，早已无暇顾及民生。而崇祯帝又爱财如命、吝啬自私、鼠目寸光，只会下什么"罪己诏"，做点文书工作，坐拥皇宫大量金银财宝却不思施舍。北京百姓连小恩小惠都得不到，只能在死亡线上挣扎。为了应付辽东防务的沉重负担，明朝加紧对社会摊派苛捐杂税，这又导致社会矛盾激化，激起一轮又一轮的民变。战争，又导致灾荒和疫病的恶果成倍扩大，如此恶性循环，直至无法收拾。

北京城内有大量的市民和官兵，人口相当密集，又没有完善的隔离措施，疫情的扩散非常容易，鼠疫就此发展至顶峰。其后，大顺军进驻京城，这些外乡人大多对鼠疫没有免疫力，极易感染得病。虽然随着天气转暖，疫情开始有所缓和，不一定多数大顺士兵都感染鼠疫，但是，从一个正常的区域转移到一个疫区，这批人马多多少少会受到影响，何况城内死者甚众，其他继发的传染病流行（如流感、痢疾、伤寒等）也是合乎情理的，于是在多种疫病的侵袭下，大顺军的刀锋迅速钝了下来，不复当年之勇了。

1644年，四个最有能力影响中国历史进程的人——大顺皇帝李自成、大明皇帝朱由检、大明辽东总兵吴三桂、大清摄政王多尔衮，他们背后都有着一个挥之不去的阴影在参与搅动时局，这就是亲手导演了一出中国版"黑死病"的鼠疫杆菌。

3. 恶名远扬

黑死病对于西方人而言可说是集体梦魇。

1346—1350 年，黑死病大规模袭击欧洲，导致欧洲人口急剧下降，死亡率高达 30%。黑死病被认为是蒙古人带来的。1346 年，蒙古术赤汗国军队进攻黑海港口城市卡法（现乌克兰城市费奥多西亚）时，蒙古军用抛石机将患鼠疫而死之人的尸体抛进城内，这是西方社会有记录以来第一次运用生化武器的细菌战。黑死病随后在欧洲像鬼魂一样四处游荡，估计欧洲有 2 500 万人在这场疫病中死亡，当时人们无法找到有效的治疗药物，只能用隔离的方法阻止疫情蔓延。为治疗黑死病，他们用尽一切稀奇古怪的疗法，有的人吃下粪便和灰烬，有的人将黑色肿块切除，有的人甚至把活蟾蜍外敷患处，其后果可想而知。此后在 15 世纪、16 世纪，黑死病多次侵袭欧洲，但死亡率及严重程度逐渐下降。

有人认为，黑死病严重破坏了欧洲传统的社会结构，削弱了封建统治者与教会的势力，间接促成了后来的文艺复兴和宗教改革。

中国自古以来就是多灾多难的国家。对于中国历史上的鼠疫，包括曾任大清"东三省防鼠疫全权总医官"的伍连德在内，许多学者都做过深入的研究，做出了不朽的贡献。中国历史上的第一次国际性学术会议，就是 1911 年研讨鼠疫的"万国鼠疫研究会"(International Plague Conference)，这从侧面说明了鼠疫在中国流行之严重。

值得一提的是，随着人类对黑死病认识的逐渐深入，一些带有现代医学痕迹的治疗和预防方法开始出现，在某种程度上，黑死病横行之日，正是现代医学兴起之时。

现在我们回过头来想想，为什么李自成做不了朱元璋呢？

三、祸兮福之所倚，福兮祸之所伏

"祸兮福之所倚，福兮祸之所伏。"意思是，祸是造成福的前提，而福又含有祸的因子。也就是说，好事和坏事是可以互相转化的，在一定的条件下，福就会变成祸，祸也能变成福，老子说的这句名言是很有道理的。天地间一切事物就这样成败交替，阴阳相易，祸福相倚，天黑暗到极处就要迎接黎明，人倒霉到极点就会转运。

李自成趁着北京守军大量患病、丧失战斗力的天赐良机，轻而易举地占领了大明首都，逼死了崇祯帝，结束了明朝的腐败统治，几乎完成了改朝换代的历史使命。然而，他们没有料到，自己的军队同样陷入了这个恐怖的疫区而不能自拔，战斗力同样受损。当他不得不面对吴三桂和多尔衮的联合进攻时方才发现，自己辛辛苦苦组建起来的队伍在关键时刻已经不堪重用。这位大顺皇帝，仅仅看到了福气的意外惊喜，却没有看到这个"福气"后面可能隐藏着巨大的祸害，更没有看到自己这些运气的周围，潜伏着太多不稳定的因素，随时可以让他功亏一篑。

第一，北京流行严重的瘟疫，大顺军不可能不受到影响，因为细菌是不长眼睛的，它不会管你是否为仁义之师，反正是血肉之躯通吃。由此，大顺军的战斗力遭到严重削弱。

第二，仓促归顺的吴三桂对大顺政权顾虑重重，政治立场极不坚定，一有风吹草动随时叛变并反戈一击。

第三，满洲贵族对关内的龙争虎斗洞若观火，对问鼎中原早已野心勃勃。对于从未交过手的大顺军，他们态度极其谨慎，准备以倾国之力——10万八旗军——趁其立足未稳之际消灭之。反观李自成等人，对清军势力却警惕不够，似乎这些虎狼之师不足挂齿，心理和物质上的准备都极不充分。

第四，长江以南的大明统治区尚未征服，随时有明朝宗室振臂一呼、另立门户，继而在获得喘息后组织反扑。唐代安史之乱时，叛军不止一次攻占国都，但唐军在联合各方势力之后组织反攻，还是能打败叛军、重建大唐的。

第五，农民军在空前的胜利面前，内部彻底放松了。之前纪律严明，现在每个人的私欲既像一个被压缩到极致的弹簧，又像一匹脱缰的野马，腐化堕落不可逆转。后世的太平天国占领南京后，其表现如出一辙，当然，下场也殊途同归。

　　李自成这种政治上的不成熟、战略眼光的短浅，注定他成不了朱元璋，也没有跻身于古代中国一流政治家的资格。

　　所谓高明的政治家，或者权术之徒，每走一步都异常小心，思前想后，从不为眼前的胜利所迷惑，也不为当下的失利而气馁。刘邦就是一个典型的例子，他先于项羽攻克咸阳，当时仗也打得顺风顺水，按照楚怀王之约，"先入关者为王"，刘邦是否就完全得意忘形呢？非也。他占据秦宫，却出人意料地戒除了好色贪财的老毛病，封存了皇宫的宝库，"妇女无所幸"，等待项羽到来。这是因为他意识到，成功的运气里面暗含着重重危机：自己抢了首功，很容易成为山东诸侯的众矢之的，更容易成为"力拔山兮气盖世"的项羽眼中必须除掉的潜在劲敌。果然，项羽闻讯大怒，扬言要举兵灭刘。于是，为了"留得青山在，不怕没柴烧"，刘邦一行亲赴鸿门宴"屈辱地"谢罪。这次九死一生的经历，虽然让刘邦惊出一身冷汗，但他从中窥探到项羽性格的重大缺陷——犹豫不决，好为"妇人之仁"，而且还无意中激化了项羽和第一谋臣范增的矛盾，可谓一举两得。这真叫福祸相倚啊！

　　每个人都有趋福避祸的本能，这无可厚非。人生有那么多灾难，你愿意早承受还是晚承受？笔者会选择早承受，趁年轻，多承受一点灾难未尝不可。年轻人最大的优势就是拥有体力和未来。年轻时承受灾难比年纪大了再承受，要好多了，何乐而不为呢？早来的不是灾难，是磨炼，晚来的才是灾难；早来的不是福报，晚来的才是福报，才是真福气。如果年轻的时候志得意满，只能说明前世积德，那么，年老有福才能说明你修心功夫的境界高。

这个世界上没有百分之百的好事，也没有百分之百的坏事，往往好里有坏，坏里有好，只不过很多人只见一面，不见另一面罢了。生了一场大病，无疑在很多人眼里是人生的重大打击，有的人会从此变得异常敏感、患得患失、杯弓蛇影，直至成为一个精神、心理出现障碍的新病人；然而，有的人会从这场病中吸取教训、获得见识，明白自己过去的生活陋习是如何地蚕食健康，懂得自己体内早已存在的种种隐忧，学会医学的新观点，掌握防病治病的新知识……这些都是不无裨益的！笔者在接触病患的过程中经常发现，不少年过九旬的老者在年轻时常会遭受一些身心或际遇上的打击和挫折；而许多猝死或突发严重病残的病患，在出事之前，都声称身体一贯"健康无比"，连发烧感冒的记录都是一片空白。

对于祸福的根源，既没有彻底看清的可能，也没有彻底看清的必要。对于有道德的人来说，既来之则安之，应该是无视祸福的，应该是"但尽人事，各凭天命"的，应该是"只问耕耘，不问收获"的，应该是"直心正见，永离一切吉凶疑罔"的。

大诗人陆游说："山重水复疑无路，柳暗花明又一村。"做事情成功之时，无须沾沾自喜、扬扬得意；遭受困难、挫折之时，也不必灰心丧气、一蹶不振。如果我们不执着于得失的表相，改用另外一个角度来看人生、看世界，那么得失也就不必在短时间内被判断得泾渭分明，因为所有的成败中都潜藏着陷阱和机会。

鼠疫，无意之中促成了北方游牧民族的华丽登场，改变了中国的历史进程。而在 1 400 多年前，中原地区一场史无前例的大瘟疫，同样影响了这个国家日后的政治走向。

第三章

流行性感冒，不容小觑

时间：约公元 170—220 年

灾区：中国河南省一带

疫病特点：发烧，全身酸痛，咳嗽，病后短期内死亡

影响：加速东汉政权瓦解，继而三国鼎足而立

一、张仲景，悬壶济世

1. 末世浩劫

公元 170 年 3 月，冬去春来，寒气却依旧逼人，早春的树枝看不见一丝绿意。在中原腹地一个叫南阳的地方，一个小男孩不幸染病夭折，离开了含辛茹苦、满怀期待的双亲，离开了那个多姿多彩却又即将沦为人间地狱的世界。

这个小男孩名叫许阿瞿，年仅 5 岁。全家悲恸欲绝，爸爸、妈妈为他精心定做了一块别出心裁的墓志铭画像石。在上面，他们沉痛地写道："⋯⋯三月戊午，甲寅中旬，痛哉可哀，许

阿瞿身，年甫五岁，去离世荣，遂就长夜，不见日星，神灵独处，下归窈冥，永与家绝，岂复望颜……"悼词右侧雕刻着小阿瞿观看各种演出的欢乐场景。

这是中国迄今为止发现最早的墓志铭画像石，阿瞿的父母也许没有想到，爱子之死只是一场大瘟疫的前奏，将有无数的人在这场劫难中失去宝贵的生命。

东汉末年，帝国中枢早已腐朽不堪，各地民不聊生，经过令蜀汉先主刘备"未尝不叹息、痛恨"（诸葛亮《前出师表》）的"桓、灵"二位皇帝渎职、荒唐的统治，王朝急速走向毁灭。历史上，天灾和人祸总喜欢狼狈为奸，此时，大瘟疫从天而降。

早在东汉之前，历代王朝都曾有瘟疫发生。由于中国是一个季风性气候国家，地处太平洋和欧亚大陆交接处，冬夏气温冷暖不均，气候变化很大，这种特殊的自然环境很容易引发疾病灾害。文献记载，许多种类的瘟疫，如天花、鼠疫、白喉、猩红热、霍乱、斑疹伤寒、伤寒、麻风、疟疾、血吸虫病等都曾袭击过这块大陆。根据古人的解释，所谓疫，就是指"民皆疾也"，意即凡能传染的病都通称为"疫"；至于"瘟"，则是指烈性传染病，可以在禽畜动物与人之间相互感染。基于此，古代中国把传染病、流行病通称为"瘟疫"。自公元7世纪至公元20世纪，中国有文字记录的较大规模的瘟疫竟达七百多次。

当时，东汉王朝的各级官吏不断接到大量的病例报告，有的村庄居民几乎全部死亡，当时的朝廷正陷入内讧和混乱之中，对老百姓的生死根本无暇顾及，由于缺乏有效的防治，瘟疫的范围进一步扩大。

在东汉末期的数十年间，大瘟疫连绵不断，其死亡人数之多，简直无从统计，家破人亡者比比皆是，十分悲惨。曾经繁华的中原地区，一度出现了这样的惨状："家家有僵尸之痛，室室有号泣之哀，或阖门而殪，或覆族而丧。"（曹植《说疫气》）首都洛阳地区，瘟疫竟夺去了一大半人的生命。再加上当时这里不断发生战乱，中原地区陷入极为恐怖的状态，即使那些养尊处优的上层人士也难逃厄运，著名的"建安七子"（除曹氏父子外的七位著名文人：孔融、陈琳、王粲、徐幹、阮瑀、应场、刘桢），就是典型例子。曹丕还未称帝时，与他们中的好几位诗人建立了深厚的友情，不幸的是，在建安二十二年（217）的大疫中，七子中竟有四人染病而死，他们是徐幹、陈琳、应场、刘桢。眼看着好友一个个死去，曹丕沉痛地回忆道："昔年疾疫，亲故多罹其灾。徐、陈、应、刘一时俱逝，痛可言邪！……谓百年已分，长共相保，何图数年之间，零落略尽，言之伤心。"

士人、贵族尚且"零落"如此，普通百姓就更苦不堪言了，古都洛阳的郊外，很快变得荒草萋萋，野狐遍地。曾几何时，作为东汉王朝的都城，这里曾车水马龙，熙熙攘攘。灾后，一代枭雄曹操路过此地，不禁伤感地吟出了流传千古的《蒿里行》："白骨露于野，千里无鸡鸣。生民百遗一，念之断人肠。"

瘟疫、混战、死亡……动荡的岁月，湮没了分崩离析的东汉政权，孕育着一个刀光剑影、英雄风流千古的三国时代。

而此时，在灾区的中心，小阿瞿的故乡——南阳，一位医生正在砥砺前行，苦心孤诣，默默奋斗着。

2. "医圣"横空出世

他叫张仲景（约150—约219），南阳郡涅阳（今河南省南阳市）人，活了70岁左右。他自幼好学深思，"博通群书，潜乐道术"，对医学有着天生的悟性和热爱，对医书更是手不释卷。他的同乡何颙赏识他的才智和特长，对他说："君用思精而韵不高，后将为良医。"（《何颙别传》）后来，张仲景果真成了一代名医，被人称为"医中之圣，方中之祖"。

奇怪的是，张仲景生活在东汉末年，由范晔主编的《后汉书》和陈寿执笔的《三国志》都没有为其立传，致其生平事迹的可靠史料十分缺乏。关于他的故事，只有后世一些零星的记载，而几乎同一时期的华佗，却屡屡在官方的人物传记上扬名立万、抛头露面，风头一时无两。究其原因，笔者认为，华佗的出名很大一部分原因是和政治有关。众所周知，古代史书主要记录政治、军事和宫廷斗争，与之相关的人物自然也颇受青睐。华佗与当时首屈一指的大人物曹操关系密切，担任其私人医生，这人人皆知。《三国志·华佗传》载："太祖（曹操）苦头风，每发，心乱目眩，佗针鬲，随手而差。"曹操的一举一动都是史家浓墨重彩的焦点，华佗自然也沾光不少。不可否认，华佗是名医，但他虽专攻医学，却始终未抛弃跻身官僚阶层的愿望，对仕途和功名依旧保留一丝期待，毕竟在古代，巫、医并论，在士人心中并不算十分高尚的职业。华佗对政治前途的过分期待，不可避免地让他与曹氏集团发生千丝万缕的联系，偏偏这类知识分子一旦与权术扯上关系，他们的心眼儿又显得不够用，这就为他日后的横死埋下了祸根。

传说张仲景曾官居长沙太守，也许这个头衔正是华佗心驰神往的。然而，作为"朝廷命官"的张仲景，终究没能进入正统史家的法眼。这反而从另一个侧面印证了张仲景一生专心致志于医学的精益求精，全心全意于百姓的身心健康，心无旁骛。

据史书记载，东汉桓帝时大疫三次，灵帝时大疫五次，献帝建安年间疫病流行更甚，成千上万的人被病魔吞噬，以至造成了十室九空的空前惨象，其中尤以灵帝时的 171 年、173 年、179 年、182 年、185 年的疫情最严重。南阳地区属重灾区，许多人因此丧生。张仲景身处乱世，亲眼看到了连年混战、瘟疫横行，人民颠沛流离、饥寒困顿，他的家族也不例外。对这种悲惨的景象，他"感往昔之沦丧，伤横夭之莫救"，曾惨痛地回忆："仲景宗族二百余口，自建安以来，未及十稔，死者三之二，维时大疫流行，而伤寒死者居其七。"（《伤寒杂病论》）这使他早早确立了悬壶济世、救死扶伤的高远之志："上以疗君亲之疾，下以救贫贱之厄，中以保身长全，以养其生。"（《伤寒杂病论》自序）大灾期间，一些庸医趁火打劫，不给病患认真诊脉，只知道赚昧心钱，且不思进取，因循守旧，不精心研究医术以解救百姓的病痛，而是竞相追逐权势荣耀，忘记了自己的本分。张仲景对这些人非常气愤，他暗下决心，要征服伤寒病。

当时，南阳有个著名医生叫张伯祖，声望极隆。张仲景为了学医，就拜他为师。张伯祖见他聪明好学，又有刻苦钻研的精神，就把自己毕生的医学知识和技能毫无保留地传授给他，张仲景尽得其传。何颙在《襄阳府志》一书中曾赞叹道："仲景之术，精于伯祖。"此外，张仲景还仔细研读过《素问》、《灵枢》、《难经》、《阴阳大论》、《胎胪药录》等古代医书，其中《素问》对他的影响最大。《素问》说："夫热病者，皆伤寒之类也。"又说："人之伤于寒也，则为病热。"张仲景根据自己的实践对这个理论做了发展。他认为一切因外感而引起的疾病，都可以叫作"伤寒"。他还对前人留下来的"辨证论治"治病原则认真加以研究，从而提出了"六经论伤寒"的新见解。

除了勤求古训，张仲景还博采众方，广泛搜集古今治病的有效方药，甚至民间验方也尽力搜集。他对民间喜用针刺、灸烙、温熨、药摩、坐药、洗浴、润导、浸足、灌耳、吹耳、舌下含药乃至人工呼吸等多种具体治法都一一加以研究，并在临床实践中去伪存真，去糟存精，积累了大量的经验和资料。

相传，张仲景任长沙太守时还时刻不忘自己的临床实践，时刻不忘救治人民的疾苦。但他毕竟是高官，在帝制时代，官僚不能随便进入民宅，也不能轻易接近普通百姓，否则触犯"官场潜规则"，轻则引来非议，重则招来弹劾。于是，他想出一个办法，择定每月初一和十五两天，大开衙门，不问政事，让有病的民众进来，他堂堂正正地坐在大堂之上，逐一仔细给病患看病，大家无不拍手称快。时间久了，形成惯例，每逢初一、十五的日子，他的衙门前就聚集了许多来自各地的病患等候就诊。为纪念张仲景，后来人们就把医生坐在药铺里给人看病通称为"坐堂"。张仲景虽然身居高位，但并不贪恋权钱，不久，他见朝政日非，便叹息道："君疾可愈，国病难医。"遂挂冠遁走，潜心从医，撰写医学著作。

张仲景以一己之力，当然不可能彻底战胜大瘟疫，消灭"伤寒病"，但是倘若没有他，人世间会有更多的许阿瞿，会有更多的生离死别，会有更多的妻离子散。灾难期间，医生的价值，不仅仅在于拯救了多少个生命，更在于他的精神力量，他能给更多的人以活下去的希望、勇气和信心。

传说毕竟是传说，可信度自然大打折扣。如有记载说，张仲景能准确预测到曹操的幕僚王粲二十年后脱眉而死，这就过于神乎其神了，是后人充满敬意的穿凿附会和主观臆想。不过，可以看出，人们是把美好的愿望寄托在深受爱戴的医生身上。在众多的记载和传说中，我们更多的是看到这位"医圣"如何视名利如粪土，如何无私地赠医施药，如何不辞劳苦地救民众于水火之中，而不是纯粹地炫耀技术的高超，这也许正是张仲景和华佗最大的不同，因为老百姓的眼睛是雪亮的。可能，单就医疗技术而言，擅使"麻沸汤"辅助手术的华佗也有张仲景不可比拟的高明之处，也有降伏病魔的撒手锏，但是他终究没能赢得"医圣"尊称，因为，"圣"属于道德范畴，"圣人"是儒家的道德楷模。由此可见，张仲景是以其高尚的情操，活在世世代代的百姓心中，而华佗在这方面是丢分不少的。

今天的河南南阳，仲景故里，"医圣"的坟冢保存得相当好，墓顶的莲花，象征他"出淤泥而不染"的高尚医德医风。每天，总有人前来献花，总有无数民众自发前来医圣祠纪念、拜谒他。他的祠堂近两千年来一直香火不绝。如果说有人去烧香朝拜仅仅是为了保佑身体安康，那么，更多的人是怀着一颗感恩的心，想去与那位神交已久的老中医进行穿越时空的促膝长谈，寻求心灵的安慰，寻找人生的真谛。

3. 中医经典，光照千秋

经过多年的实践与总结，张仲景写出了《伤寒杂病论》十六卷，这部著作在公元 205 年左右写成并"大行于世"。到了晋代，名医王叔和加以整理。至宋代，它又分为《伤寒论》和《金匮要略》二书。《伤寒杂病论》奠定了张仲景在中医史上的重要地位，并且随着时间的推移，这部专著的生命科学价值逐渐显露出来，成为后世从事中医者人人必读的重要医学典籍，是中医实践和研究取之不尽、用之不竭的源泉。哲学智慧蕴含其间，思辨指导意义非凡，清代医家张志聪说过："不明四书者不可以为儒，不明本论（《伤寒杂病论》）者不可以为医。"

这本著作系统地分析了伤寒病的原因、症状、发展阶段和处理方法，创造性地确立了对伤寒病"六经分类"的辨证施治原则，奠定了理、法、方、药的理论基础。书中还精选了三百多方，这些方剂的药物配伍比较精练，主治明确。如麻黄汤、桂枝汤、柴胡汤、白虎汤、青龙汤、麻杏石甘汤等闻名方剂，它们经过千百年临床实践的检验，都证实有较高的疗效，并为中医方剂学提供了发展的依据，后来的不少药方都是从它们发展演变而来的。

他的学说哺育了历代名医，为中华民族的繁衍昌盛做出了巨大贡献，真可谓"道经千载更光辉"！

据不完全统计，由晋代至今，整理、注释、研究《伤寒杂病论》的中外学者已逾千家；日本自康平年间（1058—1065）以来，研究它的学者也有近200家；此外，朝鲜、越南、印度尼西亚、新加坡、蒙古等国的医学发展也都不同程度地受到其影响。

张仲景的一生，体现了中华民族传统文化所具有的天人合一的思想特征、兼容并蓄的智慧特征、以人为本的生命特征。他深深植根于此，发扬光大于此，并由此成为中华民族的医学灵魂、文化脊梁。

现在，我们回过头来看看，这场影响深远的大瘟疫，这个张仲景毕生与之斗争的"伤寒"病魔，其真面目到底如何？到底属于现代医学的什么传染病？

二、狡诈多变，为害中原

1．大疫元凶

也许有人会说，灾难的罪魁祸首不就是"伤寒"吗？这还有什么值得争论的？其实这大错特错了。此"伤寒"，非彼"伤寒"！古人所称的"伤寒"与我们现代西医所认识的伤寒并非一个概念。

其实，西医和中医虽然有很多词汇相似，但实际上两者的意思往往大相径庭。必须承认，中医和西医属于完全不同的思维模式，有着截然不同的哲学基础。我们的西医老前辈在引进这门现代科学时，一度苦恼于词汇的翻译问题，因为由于文化的迥异，许多西医的专业术语在中文里根本找不到对应的词，就好比"President"一词，在民国以前，中国何曾有"总统"一职？因此，前辈们可谓绞尽脑汁，最后，他们从古代中医的词汇里获得灵感，实施了"拿来主义"。例如，"风湿"是源于中医的词汇，现代西医借用"风湿"一词，对照的是英文rheumatism，指的是一类细菌感染引起的疾病，与传统中医的"风湿"在概念上简直风马牛不相及。"风湿性关节炎"是个不折不扣的西医术语；伤寒也是如此。

西医的伤寒（Typhoid Fever）是一种由伤寒杆菌引起的急性肠道传染病，其典型临床表现是持续高烧、腹痛、腹泻或便秘、肝脾肿大，部分病患会出现玫瑰样皮疹，发高烧而脉搏出奇地慢。伤寒杆菌嗜好肥肠的美味，肠出血、肠穿孔是伤寒的主要并发症。此外还有一种与伤寒特征类似的副伤寒（Paratyphoid Fever），它由副伤寒杆菌引起。伤寒杆菌偏好炎炎夏日，从流行病学的角度看，它遍及全球，但热带和温带分布最多。在季节分布上，温暖地区终年发生的同时以夏秋季为高发季节；热带地区则不受季节影响。在流行形式上，多为散发型，但若水源污染严重则可爆发流行。因此，环境对于这种疾病的产生和流行都起到至关重要的作用。伤寒发作缓慢，体温呈阶梯式逐渐升高，缺乏有效治疗时，一般会持续3—4周不退烧，病患会逐渐神志迟钝、表情淡漠，死亡率约10%，最高可达40%—50%。伤寒病患和伤寒杆菌携带者，其粪便及尿液中带有大量的伤寒杆菌，伤寒杆菌随粪便和尿液排出体外后，如果污染水、食物和环境，则会通过手、苍蝇、蟑螂等以病从口入的方式传染给健康人。

古籍中的"伤寒"是一系列传染病的统称，按照张仲景的归类，分为六经病症，又有相应的腑症，其描述的症状，涵盖了现代医学中的呼吸系统、消化系统和泌尿系统传染病的表现，但不能与西医的伤寒混为一谈。

东汉末年的大瘟疫属于现代医学的伤寒可能性较小。因为综上所述，伤寒具备特有的临床表现，且夏季高发，史料和张仲景等人的医书记载中并没有提及哪些典型症状。此外，汉末瘟疫的发生似乎与天气炎热关系不大。

学者刘继刚总结了从东汉光武帝到汉献帝时代的历次瘟疫，发现在月份记录较明确的 17 次大疫中，10 次发生在春季，4 次发生在冬季，2 次发生在秋季，1 次发生在夏季。也就是说，东汉时期传染病高发于春季和冬季。

天气寒冷这一因素值得重视。《伤寒论》主方的来源及其在六经病中的应用表明，建安年间流行的大疫主要是以寒邪致病为症候特点和病理机制的寒性瘟疫。东汉时代即公元初，中国天气有趋于寒冷之势，到三国时代，曹操在铜雀台种橘，只开花不结果。曹操之子曹丕在 225 年到淮河广陵视察十多万士兵演习水面攻防，由于严寒，淮河竟然突然冻结，演习不得不中止。可见，那时的气候比现在寒冷得多。《后汉书·五行志》亦记载"献帝初平四年（193）六月，寒风如冬时"，气候明显变冷，导致"阴阳失位，寒暑错时，是故生疫"。这是东汉后期疫情剧增的重要原因，也提示该时期的疫病流行与气候寒冷关系密切。

从症状看，据张仲景的总结，病患往往以受风寒为诱因，以风寒束表的发热、恶寒、头项和全身强痛为首发症状，张仲景归之为"外感""伤寒"，但是高烧、畏寒，并非西医伤寒所独有。

再从病情发展看，与《伤寒杂病论》紧密关联的《辅行诀脏腑用药法要》明确指出："外感之疾，日数传变，死生往往在三五日间。"由此得知，病势凶险，可造成"无论长少""阖门而殪"。所谓"外感"，是指具传染性、病情变化极快、死亡率高的天行瘟疫，而非一般的受寒感冒，其病程发展之速，是西医伤寒所不及的。

在其他一些烈性传染病中，如流行性脑脊髓膜炎、斑疹伤寒、天花、猩红热，常有特征性皮疹或痘疹，而仲景六经症状中全无提及；至于鼠疫，其流行常先有（或伴有）大量死鼠的异常现象及鼠疫的特异性症状——体表隆起肿物，而当时的史料及仲景医籍均无记述；至于霍乱，初起即以严重吐泻为主症，这也不见于记载。由此看来，上述传染病的可能性都不大。

元凶逐个排除，只剩下最后也是最大的嫌疑——流感（Influenza）。

流行性感冒，气温较低的冬春季节是它横行的黄金时期，更重要的是，在病情初起、发展、危重阶段，它都与张仲景描述的伤寒病十分相似。例如，伤寒六经病症状中有两类值得注意：一是以发热、头身强痛、恶风寒等为主的全身症状；二是以咳喘、胸胁苦满、手足厥逆等为主的呼吸循环系统症状。现代医学认为，流感初起以畏寒、高烧、剧烈头痛和周身酸痛为常见症状，若无继发感染和并发症，则为单纯型流感，一般发热 2—3 天可渐愈；若发生混合感染和并发症，可发展成支气管炎型或肺炎型，病患出现气促、呼吸困难，病人可因呼吸衰竭而死，其症状及病情变化与伤寒六经病颇为相似。感冒固然司空见惯，但大流感作为严重瘟疫肆虐人间时，"万户萧疏鬼唱歌"的恐怖景象是太平盛世的人们难以想象的。第一次世界大战后期出现的"西班牙流感"就曾席卷全球，吞噬了数以千万计的生命，其发病之猛、进展之快、死亡率之高，与东汉末年的大瘟疫不相伯仲！

大流感的幕后黑手，是否具有三头六臂？

2. 流感界的"鼎足三分"与"特洛伊木马"

在一个宁静的夜晚，一位政治家诗人，仰望万籁俱寂的星空，只见一群鹊鸟在枯槁的树枝上徘徊，月光显得那样的冷清和缥缈。于是，一首千古名句便脱口而出："月明星稀，乌鹊南飞。绕树三匝，何枝可依？"

汉末、三国、魏晋时代，风流名士都喜欢把飞禽作为吟诵的对象，魏武帝曹操自然也不例外。又如阮籍在《咏怀诗》中吟道："孤鸿号外野，翔鸟鸣北林。"

然而，当时的人们并不知道，禽流感——在没有血与火的战争中置无数人于万劫不复的大瘟疫——正是通过野禽传播的。

不管是禽流感、人流感，还是猪流感，都是流感病毒作的孽，流感病毒是一个子嗣繁多的庞大家族。

根据病毒核蛋白的差异，科学家将流感病毒分为 A、B、C 三大类型。它们的直径只有 80—120 纳米，自外而内分为包膜、基质蛋白以及核心三部分。病毒的核心包含了储存病毒信息的遗传物质 RNA，以及复制这些信息必需的酶；基质蛋白构成了病毒的骨架，与病毒最外层的包膜紧密结合，起到保护病毒核心和维系病毒空间结构的作用。

流感病毒呈球形，外观就像一颗水雷，最外面的脂质包膜上插着许多小棍，小棍有两种：数目较多、看上去光秃秃的，是一种叫血凝素（又名红血球凝聚素，Hemagglutinin, HA）的蛋白质；数目较少、看上去像蘑菇的，是一种叫神经氨酸酶（Neuraminidase, NA）的蛋白质。这两类蛋白突出病毒体外，长度 10—40 纳米，被称作刺突，一个流感病毒表面约分布 500 个血凝素刺突和 100 个神经氨酸酶刺突。

如果说三国时期曹魏以其实力最雄厚而堪称大佬，孙吴、刘汉是小弟的话，该时期的疫病元凶——A 型流感病毒，也是三种类型当中最为凶悍残忍和影响最为恶劣的，是当之无愧的流感界江湖大佬。因为，它的变异及进化速度之快、多变伪装之奇、感染性和致死性之强、传播速度之快，都让 B 型和 C 型难望项背，因此它成为人类历史上历次大流感的主要幕后黑手，也是病毒研究者的主攻对象。20 世纪至今已先后多次爆发全球性大流感，其中以 1918 年、1957 年、1968 年和 2009 年这四次的影响最为深远，由于实验仪器的发展进步，科学家已经明确做出判定：每次都是 A 型流感家族的成员在兴风作浪。

虽然 A、B、C 型三大家族在流感界三足鼎立，但是 B 型和 C 型流感相对较少见，往往只会造成地区性的局部流行，或仅形成个案，且致死的严重病例不多见，因此，这两家并不是我们的头号敌人，也不是本文清算的对象。

A 型流感本身就派系林立。通常，人们把常在猪群中发病的流感称为猪流感，常在禽类中发病的称为禽流感，而人类常患的季节性流感称为人流感。有些病毒可以从野生动物传给家畜、家禽等，从而又在鸡、鸭、猪等身上广泛传播，甚至可以直接传染人。

禽流感病毒中也是子嗣繁多，有的能伤害禽鸟，有的能与禽鸟相安无事，但对于人类而言都是危险的杀手。

其实，那些野生鸟类，特别是海洋候鸟，很多时候无辜地充当了病毒"特洛伊木马"的角色。作为健康的病毒携带者，它们的内脏里窝藏着病毒却浑然不觉，依旧周游世界，流感病毒就随着它们的排泄物广为散播。家禽、家畜和人类大多都不能像野禽那样与病毒和平共处，一旦感染，基本都会发病，有的死亡，有的康复，只是程度不同而已。古代诗人们哪能想到，在几万、几十万公里的迁徙途中，南来北往的鸟类，其肚子里可能正运载着死亡的信号，病毒在里面正策划着"木马屠城"的阴险诡计。在那个时代，生灵涂炭，士人凋落，一切痛苦可能都来源于那些可爱的鸟儿。

流感爆发多在冬春时节。病患除出现咳嗽、咳痰、流涕等症状外，常伴有严重的全身中毒症状，如高热、寒战、畏寒、全身不适、头痛乏力以及周身酸软等，严重者会继发细菌性肺炎、瑞氏综合征（Reye Syndrome）、中毒性休克、心肌炎等。老人、儿童以及伴有基础疾病或体质虚弱者感染流感后容易发生上述严重的并发症，甚至死于非命。

人类感染流感的典型方式是通过吸入空气中的病毒或直接接触受感染人群（或家禽、家畜）的呼吸道分泌物，只要病毒仍能从呼吸道或动物的肠道散发出来，则被感染的个体传染其他个体的可能性就一直存在。一声咳嗽可以散播 10 万个病毒，一个响亮的喷嚏会释放出 100 万个病毒，并且将这些病毒以超过 150 公里的时速喷射到 6 米左右的地方。流感就是这样一传十、十传百地引起爆发性流行的。

与 SARS 相比，流感的传染性要强得多。SARS 的传染性集中在症状严重期，因而在医院感染的病例较多，而流感在发病前的潜伏期和发病期间均有强烈传染性，这一特点决定了它既容易在家庭、单位、学校、幼儿园、养老院广泛地爆发流行，也容易发生医院内感染。

流感人传人、禽传人对社会的打击都是非常巨大的，不仅可能有许多人病倒甚至生命垂危，还会有大量家禽因染"鸡瘟"而成片毙命，或活生生地被人为扑杀，以防疫情扩大。近十几年来，禽传人的事件屡屡发生。1997 年，香港首次发生了人类 H5N1 禽流感病毒感染，有 18 人发病，其中 6 人死亡。密切接触家禽是这些人的共同特征，但没有人与人之间直接传播禽流感病毒的确切证据。

迄今为止，我们无法证实东汉末年的大瘟疫一定是流感所致，即使能通过检验死者身上残留的病毒 RNA 确证是流感，也无法鉴定那场浩劫到底是流感人传人，还是禽传人，一切都是合理的推断。

其实，鼻病毒、腺病毒、呼吸道合孢病毒等，都能引起感冒，为何独独 A 型流感病毒最为可怕、最令聪明的人类头痛呢？曾经给人类带来深重灾难的很多瘟疫，近百年来由于医学和社会的进步，大多得到了控制。为何唯独流感像脱缰的野马，猖狂作乱，人类至今还没有真正找到驯服它的利器呢？

3. 病毒界的诸葛孔明

研究发现，A 型流感病毒为害人间有两个撒手锏是其他的病毒艳羡不已的：一是它的变化多端简直出神入化；二是它的合纵连横炉火纯青。特别是第一招，往往让自以为防线固若金汤的人类防不胜防、疲于奔命。

《三国演义》中，诸葛亮以其足智多谋、用兵如神成为了民间智慧的象征。鲁迅曾批评罗贯中"状诸葛之多智而近妖"。不过，用变化莫测的手段对敌斗争，总是对自己最有利的，A型流感病毒也深谙此道。

让我们再仔细看看它的结构吧。血凝素（HA）和神经氨酸酶（NA）是两种非常重要的糖蛋白。HA 和 NA 均可分为不同的类型，根据现有的发现，世界卫生组织将 HA（H）编为 1—16 号，NA（N）编为 1—9 号，并根据它们各自的编号给流感病毒分类。也就是说，仅一个 A 型流感病毒家族，就有 144 种不同 HN 组合的可能。如近年闹得比较厉害的高致病性禽流感是 H5N1 亚型，2009 年流行的是 H1N1 亚型，2013 年突然冒头的是 N7N9 亚型。

HA 和 NA 暴露在病毒外面，主要是为了方便病毒入侵细胞。HA 就像病毒拥有的钥匙，负责打开人体细胞的大门；NA 就好比它的利刃，专职破门而入并大肆践踏。它们的共同目标就是破坏我们的细胞组织，然后把自身的 RNA 遗传物质殖民到细胞之内，借腹生子，继而繁殖出更多的病毒。这些病毒把细胞彻底撑破后，又去侵略下一批可怜的细胞。而人体免疫系统并非袖手旁观，它也通过 HA 和 NA 来辨认侵入人体的流感病毒以前是否交过手，如果是老相识、老对手，就会立即动用准备好的抗体，如同警察按照通缉犯照片那样，有的放矢地攻击病毒，将其消灭。对人体免疫系统而言，HA 和 NA 就是抗原，可以刺激人体产生杀灭它们的抗体。但是，如果免疫系统之前没有见过某种新的 HA 或 NA，那么它只能视而不见，无法发起反击，直到此次入侵结束，如果主人还活着，免疫系统才记住这些肇事者，准备迎战第二次入侵。遗憾的是，下次有更新颖的 HA 或 NA 来袭，免疫系统照旧保持沉默。

人流感病毒原本喜好啃食人类的呼吸道细胞；禽流感病毒原本只爱进攻如鸡鸭之类禽鸟的肠道细胞，所以，禽流感与人类本来是井水不犯河水的。但是，有一种动物，却能把禽流感病毒加以升级改版，从而使其重新粉墨登场，打开了通向人类的大门。这就是中间转换器——猪！猪很特殊，细胞内同时存在人流感和禽流感病毒的两种受体，因此人流感和禽流感病毒可以同时在猪细胞上繁殖。在猪体内，禽流感病毒与人流感病毒的基因可以互相杂交，你中有我，我中有你，从而获得人类细胞的特异结合位点，打开了方便之门，形成对人类有严重威胁的禽流感病毒新品种（照样能入侵禽类）。这样的变异衍生出容易在人体生存和传播的病毒，这就是禽流感从禽类进犯到人类的必经之路。

可怕的是，A 型流感病毒的 RNA 变异是一种惊险而高超的技艺！如果有两种不同类型的流感病毒同时入侵同一个猪细胞,它们各自的八条 RNA 混在一起,复制后再组装成新的病毒,就有可能产生 256 种遗传学上不同、毒力各异的后代。倘若它们都八仙过海、各显神通的话,人类将遭受灭顶之灾!

A 型流感病毒变异相当频繁、活跃,把人类搞得焦头烂额。在人类认识流感以后,已先后发生过四次大变异并引起大流行。此外,在每个大变异中间,还会有许多小变异,出现小变种,均引起中、小流行。如果流感病毒不易变异,那么流感就会像出水痘一样,只要得过一次,就能终身免疫,因为人体终身保留了可以识别水痘病毒抗原的抗体,能够随时迎敌。或像打过 B 型肝炎疫苗一样,人为获得抗体,一旦发现认识的 B 肝抗原入侵,便随即给予迎头痛击。可惜,流感病毒偏偏擅长"变脸",常以新面目出现,推陈出新,过去得过流感的人,面对摇身一变的新型病毒抗原,自身的免疫系统又不能认识了,无从下手。同样道理,过去打过的流感疫苗,现在对新流感也不起作用,如同第二次世界大战中法国对抗德国的"马其诺防线"一样形同虚设。这种人类免疫系统未见过的新型流感病毒,一旦传播开去,将会导致区域性甚至世界范围的大流行。

2009 年大流感爆发后不久,科学家从墨西哥、美国的感染病例中分离鉴定出一种新的病原体——新 A 型 H1N1 流感病毒,这种毒株是几种复杂的猪流感病毒变异后再经过重配形成的。因此,疫情初期称为"猪流感",该病毒基因组的八个片段分别来源于近年流行的四种病毒,真正的无敌四合一!全世界一时为之色变。

美国病理学家杰弗里·陶本伯格（Jeffery Taubenberger）博士带领的研究小组曾在《自然》杂志上发表报告指出，1918—1919 年猖獗的 H1N1 "西班牙流感"病毒，其实正是禽流感病毒的一种类型，可能先在鸟类身上发生，经过突变后，进化到了人传人的地步，从而一发不可收拾。

最令医学界忧心忡忡的是，现在的禽流感病毒可能也经过演变，摆脱了鸟类的限制，实现在人与人之间的直接传播，到那个时候，1918 年的悲剧也许就会重演。毕竟，人与人接触的机会总比人与禽接触的机会多得多。东汉大瘟疫是否亦如此？期待考古界和病毒学界一起为我们找出答案。

正是通过这种变幻莫测的伎俩，A 型流感病毒凌驾于其他病毒之上，总是走在人类前面，总会搞出新花样，对人类形成了一次又一次严重的伤害。

此外，我们也不能忽视 A 型流感病毒和其他病原体协同作战，共同进攻人类的潜在威胁。赤壁大战前夕，诸葛亮一手促成孙刘两家联合抗曹，为战胜曹操起过关键性的作用。而 A 型流感病毒在酿成大祸之时，往往也不孤单，身旁总会追随着一些蠢蠢欲动的投机分子，伺机分一杯羹，比如金黄色葡萄球菌、肺炎链球菌、绿脓杆菌之流。它们在业已虚弱不堪的人体上乘虚而入，趁火打劫，导演了诸如支气管炎、肺炎、脑膜炎甚至败血症的惨剧，不少人并非直接死于流感的第一波打击，而是丧命于这些从犯最后时刻雪上加霜的恶毒偷袭。

2013 年春天，A 型流感病毒重出江湖，这是一种 H7N9 型禽流感病毒。科学家在 2008 年从西班牙东北部的小水鸭中首次分离出来，后来在中欧、北美等许多国家也相继发现，但一直认为是低致病性病毒，未引起人们的特别关注。没想到，它在 2013 年会突然登陆中国并侵犯人类。

10 年前，当 H5N1 来袭时，人们能比较清楚地看到它在哪儿作恶，因为 H5N1 对禽鸟和人类一视同仁，都能带来致命性的伤害，人们不难在禽类饲养场发现它的源头。而 H7N9 在禽鸟间流行但不发病，人们很难摸清它的行踪，H7N9 疫情就好像一个"黑箱"，如何打开这个"黑箱"，需要多个部门的通力合作，才能找到"钥匙"。

据中国官方统计数据，截至 2013 年 5 月 27 日，大陆共报告 H7N9 禽流感确诊病例 130 例，其中死亡 37 例。虽然现有证据不足以证明这种禽流感能在人与人之间传播，但这种可能性高于其他已知的禽流感病毒。

中国台湾首例 H7N9 禽流感病人经过 35 天的救治，才于 5 月 24 日康复出院。然而，5 月 5 日，一名来自台湾中部的女子因出现发烧等呼吸道症状而入院治疗。其后，实验室检测分离出了 H6N1 禽流感病毒！虽然她已康复，但一切似乎仍是未知数，H6N1 是 H7N9 的帮凶吗？

这个夏天，一番折腾之后，H7N9 似已偃旗息鼓了。然而，科学家坚信，它依然在禽鸟间无症状地潜伏，暂时韬光养晦，等待时机再次偷袭疏忽大意的人类；又或许，它正在积蓄基因变异的能量，逐步把自己修炼成可以导致人传人的新型魔鬼！

不得不承认，A 型流感病毒是一种无比聪明、适应力超强的病毒。

那么，在两千多年前，在没有先进医疗技术的时代，张仲景是怎样与这个变化多端的病魔周旋、作战的呢？

三、不变应万变

病魔总是改头换面，手段往往千变万化、无所不用其极，名医们也总是兵来将挡，水来土掩。

首先，让我们看看身经百战的名医是怎样炼成的？除了医术高明之外，他们尚且需要万变不离其宗的原则，后者足以判断一个医生是否合格。

张仲景曾对一些不良的行医现象深恶痛绝："怪当今居世之士，曾不留神医药，精究方术，……但竞逐荣势，企踵权豪，孜孜汲汲，惟名利是务，崇饰其末，忽弃其本，华其外而悴其内。皮之不存，毛将安附焉？……趋世之士，驰竞浮华，不固根本，忘躯徇物，危若冰谷，至于是也！"

一名医生，首先要成为良医，然后才有可能升华为名医，否则只能沦为江湖庸医，张仲景就为我们行医者树立了人生标杆。

我觉得，永恒不变的医生原则其实并不复杂，复杂的是能否坚守、如何坚守。大医之道，在志存高远，在自强不息。大医之行，曰无私奉献，曰虚怀若谷。以病患之痛为己痛，嘘寒问暖，和风轻拂；以扁鹊之技诛病魔，心系苍生，心无杂念；以毫厘之失作鞭笞，尽善尽美，成败相辅；以包容之心汲精华，海纳百川，推心置腹。一句话，就是大医精诚，大爱无疆！

这里容不下一点功利，容不下一丝马虎，更容不下半点虚伪，哪怕面对的是一个无药可治、家属彻底放弃、即将撒手人寰的病人，甚至是一具冰冷的尸身。

那天，一位重病老太太经过我们的全力抢救后，终究难逃魔掌，她安详地走了。肃静的病房里，只剩下我和她，门外是家属不绝的抽噎声，我注意到老太太胸前有一道手术创口依旧敞开着，虽然不再有鲜血渗出，虽然不再引起难忍的疼痛。我便静静地蹲下，轻轻拿起缝针和手术镊子，一针一线地把不再愈合的伤口认真缝好，把皮肤边缘对好。在那一刻，我的脑海中没有死人与活人的转变，只有孟郊那句古诗始终萦绕在心头："临行密密缝，意恐迟迟归。"她是一位母亲，她是一个人。

不是所有的医生都有可能成为名医，但是几乎所有的医生都有成为良医的机会，哪怕是刚入行的医生。那永恒不变的原则，能帮助或拯救许许多多病患，能顽强抵抗诸如大流感这样疯狂的病魔，也能救赎那些需要警示的灵魂。

其次，保持良好的个人身体素质，这也是抵抗疫病时万变不离其宗的一个原则。

流感在中医归为伤寒或温病一类，治疗讲求辨证论治，掌握因时、因地、因人的原则，例如张仲景创立的麻杏石甘汤、清代吴鞠通的名方桑菊饮和银翘散等，对流感均有较好的疗效。此外，中医还用针刺足三里等穴位来预防。中医学的某些用药原理，目前虽然用现代医学知识还不能给出满意的解释，但其治疗效果还是有目共睹的。它治疗流感的机理似乎不在于消灭流感病毒本身，而是积极调动人体自身的抵抗力。中医学真是世界医学的宝贵财富！

由此可见，只有把抵抗力提升到足够强大，把体魄锻炼得足够健壮，把身心调理得足够平衡，把情绪调节得足够良好，面对诡诈多变的病魔入侵，我们才具备抵御的基础，否则一切神医妙药、一切先进科技都只能是空中楼阁！

医生纯洁的心灵、民众健康的体质，这就是我们以逸待劳迎战各种疫病侵袭的不二法门。

最基本的，才是最重要的，人生和事业，何尝不是如此？

在上文中，我们提到了伤寒，其实，现代医学还有一种病叫"流行性斑疹伤寒"，法兰西帝国的崩溃，居然和它扯上了关系。那么，它究竟是怎样不经意地改变了世界格局，影响了人类历史呢？

第四章

流行性斑疹伤寒，雪上加霜

时间：公元 1812 年

灾区：俄罗斯西部

疫病特点：被虱子叮咬后发烧，全身出现红色皮疹

影响：拿破仑大军精锐丧尽，法兰西帝国风雨飘摇

一、拿破仑，一败涂地

1. 不可一世的科西嘉雄狮

人们常用"滑铁卢"来形容重大的挫折或失败，众所周知，1815 年的滑铁卢战役是拿破仑生平的最后一战，也是让他彻底失败的一战。这位闻名遐迩的统帅，曾经所向披靡，令对手闻风丧胆，但从此只能在孤岛上过着放逐的生活，直至终老。

然而，冰冻三尺非一日之寒，拿破仑的失势，在滑铁卢战役之前就已不可逆转地开始了。1812 年，他向俄罗斯帝国发起进攻，这次漫长的远征，以法兰西帝国的惨败告终，拿破仑

元气大伤，他和他的帝国梦敲响了丧钟。

拿破仑·波拿巴（Napoléon Bonaparte，1769—1821），法兰西第一共和国执政、法兰西第一帝国皇帝，出生于法属科西嘉岛，卓越的军事天才，也是法国近代最富传奇色彩的历史人物。他的名字在科西嘉语中是"荒野雄狮"的意思，好像冥冥中真有天意，法国大革命之后，他以出色的表现从低级军官急速攀升，直至成为一代帝王，并多次击败保王党的反扑和反法同盟的入侵，捍卫了大革命的成果，也震惊了世界，拿破仑颁布的《民法典》更是成为后世资本主义国家的立法蓝本。执政期间，他多次对外扩张，横扫欧洲大陆，建立了庞大的帝国体系，并创造了众多后人惊叹不已的军事奇迹。

从1805年的奥斯特里茨战役，到1807年的佛里德兰战役，欧洲大国奥地利、普鲁士和俄罗斯悉数败在拿破仑手下，只好签署和约，向拿破仑低头臣服。此时，拿破仑帝国的疆域西起大西洋，东到巴尔干半岛，北达波罗的海，南至意大利半岛南部，除了隔海相望、负隅顽抗的岛国不列颠和偏安一隅的土耳其外，整个欧洲大陆几乎都在意气风发的拿破仑掌控之下，历史上还没有哪位欧洲君主拥有过如此强大的势力。

拿破仑踌躇满志，野心勃勃，他想进一步成为世界的霸主。不过，尽管他在陆地上所向无敌，对海军强大的英国却只能望洋兴叹。那时候，欧洲各国的统治者对这位科西嘉的矮子暴发户都是敢怒不敢言，于是，擅长贸易的英国和不甘屈服的沙皇俄国便暗通款曲，互利互惠，这让明察秋毫的拿破仑恼怒不已，法俄关系急剧恶化。到了 1811 年底，拿破仑终于下定决心要教训一下沙皇亚历山大一世，更重要的是，他只有彻底打败俄国，才能真正使欧洲大陆的其他国家俯首帖耳，最终能让自己腾出手来对付英国。

一场影响世界的恶战不可避免地发生了。

2. 俄国荒原上的铩羽而归

拿破仑倾全力投入对俄作战的准备，他将能征惯战的法国老兵从各地调回，共聚集了 27 万法军。到 1812 年 6 月初，法国大军已全部集结在俄国边境，再加上征调来的各附庸国军队，总兵力达 60 万人、1 400 门火炮、15 万匹战马。这是一支讲着不同语言的大军，里面不但有法国人，还有德意志人、波兰人、意大利人、荷兰人和瑞士人等，其庞大规模是欧洲历史上前所未有的，显示出压倒一切的气势。

6 月 23 日晚 10 时，拿破仑大军浩浩荡荡地渡过涅曼河，兵分五路，开始了对俄的讨伐。法国皇帝骄横自满，以前和沙皇交手的经历让他觉得对手不堪一击。因此，他没有充分估计到在俄罗斯荒原上将会遭遇到什么样的困难，仍固执地认为只要找到俄军主力打上几仗并予以全歼，沙皇就会卑躬屈膝地订立城下之盟，战争很快就会结束，根本不用拖到冬天。于是，拿破仑命令军队尽量多携带随身军需用品，却并未重视加强军队的后勤补给。

法军气势汹汹，迅速向俄国腹地推进，他们急于寻找俄军主力决战，企图一举击败俄国。大片俄国领土沦陷，十几万俄军在统帅"独眼龙"库图佐夫的领导下，有计划地向后撤退，并坚壁清野，使得长驱直入的法军在不断的消耗和迟滞下，物资供应每况愈下。

9月，双方在博罗季诺展开大会战，两军死伤惨重，俄军被迫再次后撤，他们阻挡法军进攻的目的化作泡影；同样，拿破仑欲图速歼俄军主力的计划也流产了。虽然俄军死伤很多，但俄国幅员辽阔，战略纵深极大，物资补给和兵源补充明显优于法军；而法军则孤军深入，全然不知危险正步步逼近。

库图佐夫率军撤退到莫斯科后，为了保存实力，主动放弃了这座城市，城内的所有粮食物资被搬运一空，只剩下一座空城，拿破仑得意扬扬地进驻了克里姆林宫。然而不久，莫斯科全城突然燃起大火，熊熊烈焰四处蔓延，吞噬了大半个城区，绝大多数房屋被烧毁。莫斯科化为一片废墟，拿破仑费尽心机得到的却是一个残破而毫无价值的莫斯科。

进入10月后，天气越来越冷，俄罗斯的寒冬马上就要来临了，这是属于俄罗斯人的季节！拿破仑意识到再耽误下去只能坐以待毙，只好撤退。在撤退的路上，法军不但饥、恐、疲、病，而且每天都要遭到俄军哥萨克骑兵的袭击，一路上损兵折将，斗志尽失。

11 月初，俄罗斯开始漫天飞雪，气温骤然下降。法军在准备进攻俄国时根本没预料到要在冰天雪地中行军，没有带足防寒保暖用品，加上粮草殆尽，饥寒交迫，秩序大乱。他们三五成群地到处抢劫以寻找食物和燃料，只要有一匹马倒下，兵痞们就疯狂地冲上去割食，不少人常常为了争夺一块面包或一个马铃薯而自相残杀。对气候无比适应的俄军骑兵却越战越勇，不时冲来砍杀一阵后，又迅速消失。法军一路弃尸无数，大量伤病员被抛弃在路旁无人问津。由于法军的马匹在马蹄上没有安装防滑钉，在雪地上行走非常容易摔断腿，加上严寒中冻死的，此时已所剩无几，许多大炮和车辆也不得不丢弃。

拿破仑率领着这支已冻掉了灵魂的部队继续撤往立陶宛的维尔纳，在零下三十多度的严寒中，饥肠辘辘、缺医少药、衣不蔽体、哆哆嗦嗦的法军每天都有上千人倒在雪地中，很快就被厚厚的积雪所掩埋，落伍的士兵，除了冻饿而死外，都成了俄军的俘虏。

12 月 14 日，最后一批七零八落的法军撤过涅曼河，这时他们仅剩 2 万多人，至此，拿破仑发动的这场征俄战争以彻底失败告终。

战争失败后，拿破仑原来的盟国普鲁士和奥地利等纷纷背叛，和俄、英共同组成了第六次反法联盟，再次向法国发难，拿破仑不得不面临着第一次下台，他一手缔造的法兰西帝国从此一蹶不振。尽管后来一度东山再起，但是颓势已经无可挽回，经过滑铁卢之战，拿破仑再次败北并第二次下台，最终被他的敌人流放到孤零零的圣赫勒拿岛上。1821 年 5 月 5 日，带着未酬的壮志，他神秘死去。

一代战神凄惨落幕。

拿破仑东征俄国是 19 世纪最重要的战争之一，此战宣告了拿破仑帝国开始走向衰败，具有划时代的历史意义。它改变了拿破仑的命运，也改变了世界的命运，甚至改变了中国的命运。一山不容二虎，东征俄国败北使法国逐渐失去了欧洲霸主的地位，而为英国夺得世界霸主的地位奠定了基础，"日不落帝国"的旗帜开始插向世界的每一个角落，并把魔爪伸向古老的东方。二十多年后，英国发动鸦片战争，使中国陷入深渊。

面对着兵力、装备、训练水准、作战经验和开战时的士气都远不如自己的俄军，百战百胜的拿破仑为什么会一败涂地呢？

3. 被忽视的前车之鉴

从宏观角度看，拿破仑在这场战争中严重低估了俄国军民的反抗精神，没有充分做好战争的准备，这是他失败的最重要原因。此外，他发动的战争已经具有明显的侵略性质，是不得人心的非正义行为，得道多助，失道寡助。

这是从历史和社会的角度来解释他的败因。

然而，历史总是惊人的相似。历史的微观考察也是不可或缺的。

拿破仑东征约130年后，几乎是同一天，1941年6月22日，一个留着小胡子、头发梳成一撇的高傲的日耳曼人，命令他那刚刚征服欧洲大陆的百万铁甲雄师，在5 000架飞机、4 000辆坦克的掩护下，向苏联发起"闪电战"。

他叫阿道夫·希特勒，纳粹德国的元首。当时的德国陆军实力，从战争理念、作战经验、武器装备、士兵素质、军官能力、训练水准、纪律程度等各个方面，都是世界一流的，综合排名是当之无愧的第一。可以说，20世纪40年代初的德军，其地位毫不逊色于19世纪初的法军，甚至有过之而无不及。

他们的战绩同样骄人。纳粹德国不仅把老牌强敌法兰西打得举手求和，还横扫了欧陆诸国。但在无法打败英国的时候，希特勒和拿破仑一样，孤注一掷，挥兵东进，目标锁定在地大物博的苏联。也许和拿破仑一样有着过度的自信，希特勒也对苏军和苏联的战争潜力估计不足，同样觉得有把握在冬季来临前结束战争。结果，虽然德军战果辉煌，歼灭苏军数百万，占领苏联西部广大领土，但希特勒和他的将军们惊讶地发现苏联仍然屹立不倒，而莫斯科近在咫尺却无力一举攻克。

就在德军节节胜利的时候，俄罗斯寒冬又一次降临到那片杀戮的战场上，真是天佑苏联，每一次这个顽强的民族即将遭遇灭顶之灾的时候，老天爷总是用残酷的冰雪把他们的敌人冻僵。这一次，无比强悍的纳粹德军遭到与拿破仑大军一样的命运。在 12 月那些风雪交加、天寒地冻的日子里，来自西伯利亚的苏军援兵，滑着雪橇，穿着白色绒衣，举着防冻冲锋枪，驾驶着在雪地上行动自如的 T34 坦克，把德军防线撕得七零八落。在那片既熟悉又陌生的荒原上，拿破仑大军的阴魂缠绕着每一个德军士兵……

莫斯科战役的失败，是德国陆军在第二次世界大战中的首次惨败，他们所向无敌的神话被打破。虽然这并非苏德战场乃至整个第二次世界大战的转折点，德军依然有机会卷土重来，但是他们那股锐气已被严重削弱，全世界反法西斯力量和爱好和平的人们看到了希望，希特勒和他的魔鬼之师不可避免地走向灭亡。

不知道那些在莫斯科城下冻得瑟瑟发抖、浑身发绀而冬衣短缺，甚至仅以报纸填充军衣保暖的德军士兵有没有想过，他们的祖先在一百多年前跟随拿破仑远征时，也是一样地狼狈不堪。

从微观的角度看，后勤保障的严重疏忽是这两位欧陆暂时的霸主一辈子不能释怀的痛；决定战争胜负的因素很多，除了人心向背和综合国力，还有地理、气候等诸多自然条件。

拿破仑被公认为历史上最杰出的统帅之一，他的军队当时是世界上最强悍的劲旅，他麾下的官兵骁勇善战、吃苦耐劳，仅凭给养匮乏和恶劣气候，就能令他蒙受如此惨败吗？

如果他们具备现代的医学知识，也许他和希特勒都会后悔不已：一件干净而暖和的防寒大衣，并不比一门震天大炮次要。

可以说，在俄罗斯的冻土上，除了自然环境、敌对双方的统帅和官兵在影响着战局的发展外，还有一些微乎其微的生物也在参与决定着谁能笑到最后。

二、俄国冰原，劲敌伏击

1. 疫病拖垮常胜军

事实上，拿破仑大军的厄运从出发不久就开始了。虽然法军一路高歌猛进，将沙皇亚历山大一世赶下台看似指日可待，然而，战争的号角刚刚吹响，就有士兵接连掉队，一头栽倒在路旁，他们是喝醉了、中毒了，还是另有隐情？

在东征俄国的第一周，法军每天都有约 6 000 人生病。有随军医生记载道："患病人数以难以阻挡之势增加，他们跌跌撞撞，沿着道路艰难前行，许多人倒毙在途中。"

进入波兰境内后，情况更加严重。法国人发现，此地"脏得难以置信"：农民们从不梳头洗脸，乱蓬蓬的头发缠绕着黑乎乎的大胡子，里头到处是虱子和跳蚤；每个村庄都充斥着蟑蟑、老鼠；井水表面漂浮着恶心的生活垃圾；道路平时堆积着浮土，暴雨过后到处是泥泞和坑坑洼洼。法军数万匹军马因疫病接二连三地倒毙，装载补给品的大车被主力部队越落越远，提供的食物和安全用水也变得越加珍贵。随着大军穿过波兰接近俄罗斯边境，越来越多的士兵病倒，新的战地医院相继建立，但远远跟不上病号的爆发式增长。

拿破仑的麻烦接踵而至。跨越涅曼河大约一个星期，有的士兵开始出现顽固的高烧、头痛、冷战，全身上下的红疹密密麻麻；重病者脸色发青，或惊恐狂叫，或昏睡不醒，不久便一命呜呼；苟活着的人，身体越来越虚弱，最后连一杯水都无力举起来。随军医生巴伦·拉雷在私人笔记中写道："尽管法军的医疗措施在当时堪称翘楚，但没有谁能料到传染病的规模如此之大。"

除了放血、吃草药，以及将葡萄酒、水和柠檬汁混合调制当药水喝之外，拿破仑的军医们一筹莫展。事实上，对士兵的集体死亡，随军医生多米尼克·让·劳瑞也想搞清楚个中原因，但他的结论无非是士兵连日淋雨、身体疲劳和饮用变质的酒。问题无法得到根本解决，法国大军开始军心涣散。

俄国本身就比较落后，俄军在撤离前又把本已原始的基础设施悉数摧毁，于是，恶劣的卫生环境使得瘟疫病魔更加疯狂地纠缠着法军这支疲惫之师。一位目击者描述了士兵被虱子折磨的场景："他到芦苇垫子上睡觉，很快就被虱子的骚扰弄醒……于是，他脱掉衬衫和裤子扔到篝火中；虱子被点燃的爆裂声就像两个步兵团在交火一样……许多同袍被咬伤，继而病倒、死去……"

就这样，倒霉的拿破仑大军一直熬到了冬季，在俄国的冰天雪地中，情况更加糟糕，无数的法军士兵仅靠肮脏的稻草裹身，久病缠身，哀号而亡。拿破仑也束手无策，最后只得仓皇逃回巴黎。

到底是什么传染病把这支常胜军折磨得如此凄凉？

2. 战争瘟疫之解码

"对一个国家民族命运的影响力，长矛、刀剑、弓箭、机关枪，加上更具破坏力的爆炸性武器，可能都比不上小小的虱子、蚊子和苍蝇。"著名免疫学家汉斯·秦瑟（Hans Zinsser）曾经这样说。

21世纪初，距离那场大战的硝烟散尽已经过去差不多200年了。一个天寒地冻的日子，在波罗的海国家立陶宛首都维尔纽斯附近，一群建筑工人正在挖掘铺设电话线的壕沟，顺带拆除一片早已人去楼空的苏联军营。突然，挖土机碰到了一些白色的硬物，司机跳下车来一看，不禁毛骨悚然，原来是一堆数不清的白森森的人类骸骨。在近现代史上，维尔纽斯（古称维尔纳）屡遭战火蹂躏，大规模屠杀乃至种族清洗时有发生，这个足可容纳上万具遗骸的集体墓穴，埋的又是谁呢？

考古学家们发现，尸体堆放在三处呈 V 字形的战壕里，这些壕沟共同构成了一个防御阵地的模样。随后，出土了刻有所属部队番号的皮带扣和制服纽扣，还有 19 世纪初通用的二十法郎面值硬币。种种迹象表明，这些骷髅生前曾是拿破仑麾下的战士。

这些死去的法国军人被成批地仓促埋葬在草草挖掘的战壕中，没有墓志铭，没有十字架，十分悲凉，这是拿破仑东征大军的乱葬岗首次被发现。

出人意料的是，几乎所有士兵的遗骸都没有遭受炮弹轰炸、子弹射击或刺刀刺伤等外伤痕迹；考古学家们认为，这表明他们并非由于战争创伤而死亡。许多士兵遗骸呈现出紧紧蜷缩的姿态，这可能意味着他们在死去时痛苦万分，很可能是因为疾病、饥饿和寒冷而死去的。

此后数年间，经过对出土遗骸和其他物品的研究，结合对相关资料的分析，一个此前被人忽略的因素逐渐浮出水面。

在采集的 2 000 克含有骸骨和衣物碎片的泥土中，人们发现了 5 只虱子的遗骸。科学家从 35 名士兵的遗骸中取出了 72 枚牙齿进行研究，发现 29% 的牙髓呈现被传染病感染的痕迹，其中 3 名士兵的牙髓内居然含有"普氏立克次体"（Rickettsia Prowazeki）的基因片段。这种病原体正是能够引起流行性斑疹伤寒（Epidemic Louseborne Typhus）的元凶。考古学家们据此推断，在维尔纽斯发现的两三千具士兵遗骸中，有相当一部分可能是由于感染了由虱子传播的流行性斑疹伤寒等疾病而毙命的。

原来，拿破仑大军中第一批损失的士兵，并不是对战事绝望的醉鬼，而是不幸的病患。大军的覆灭不仅仅是骁勇善战的俄军骑兵造成的，也不能单纯归咎于俄国寒冷的冬天，"战争瘟疫"流行性斑疹伤寒在其中也扮演了重要的角色。麦克米伦公司出版的《医学史百科词典》说："1812年的斑疹伤寒是战争的附属物。"

流行性斑疹伤寒又称人虱型斑疹伤寒，是由普氏立克次体引起的急性传染病，属于"人—虱—人"传播的疾病，人是唯一的宿主，虱子是传播媒介，常流行于冬季或寒带地区。

潜伏在严冬中的普氏立克次体是一种介于细菌和病毒之间的微生物，宽 0.3—0.6 微米，长 0.7—2.0 微米。其外形具有多形性，有球杆状、短杆状、哑铃状、念珠状等，念珠状最长可达 4.0 微米。它进入人体血管后，通过破坏血管壁细胞引起发病，可造成出血倾向，有时会导致脑、心、肾脏等含有重要血管的脏器衰竭，危及生命。

与其说这是一种虱子传播的疾病，不如说是通过虱子粪便传播的疾病。虱子不像跳蚤、蚊子，它们既不会飞也不会跳，只会爬，一般寄生在人类衣服的缝里，特别钟爱羊毛和纯棉的内衣。在衣服缝隙里安家落户后，它们就开始放肆起来，饿了就到人身上吸几口血，高兴了就在衣服缝里繁殖后代。如果被寄生的人本身患有斑疹伤寒，那他身上的虱子也会因为吸食了含有普氏立克次体的鲜血，自己消化系统受到伤害而很快死亡。不过，如果这只虱子临终前爬到另一个健康人的身上，并在这个倒霉的人身上拉便便，那么就大有文章了！虱子的坏习惯是令人作呕地边排泄边进食，它所谓的进食就是张嘴咬开人的皮肤吸血。此时，原本健康的人就会感觉奇痒无比，于是，他通常会用力抓挠痒处，甚至抓破皮肤。由于普氏立克次体在虱子胃肠道上皮细胞中繁殖迅速，可经虱粪排出体外，这样一来，普氏立克次体就顺着皮肤微小的破口进入人的体内。此外，虱粪干了以后变成灰尘飘到空中，也可以通过呼吸系统把这种病原体传播给别人。流行性斑疹伤寒往往发生在生活条件与卫生环境十分恶劣的地方，例如监狱、船舱，战争和饥荒也容易导致它的流行。

流行性斑疹伤寒的临床表现为：全年可见，但尤易发于冬春季节，起病急骤，病患症状包括寒战、高烧、剧烈头痛和肌肉疼痛，颜面潮红，眼球结膜充血，精神、神经症状可有失眠、耳鸣、谵妄、狂躁，甚至昏迷等。多于病期第五天全身出现充血性斑疹，部分病患约在发烧两周后症状迅速消失而恢复，不经治疗，死亡率为10％—40％。此病可能复发，但复发症状较温和，可能与人体已获得免疫力有关。

从拿破仑大军的发病季节和临床表现来看，再加上法军遗骸的牙髓研究，我们可以认为流行性斑疹伤寒在拿破仑大军兵败如山倒的过程中起着推波助澜的作用！

莫斯科风雪交加，法国兵脏臭兮兮，正中普氏立克次体下怀！

在医疗卫生条件简陋的 19 世纪，斑疹伤寒在落后的波兰和俄罗斯属于常见病。最初，军医们还坚信是"瘴气"在传播疾病，但不久以后，快速蔓延的斑疹伤寒便令他们难有招架之力。当时无人知晓细菌或病毒等概念，自然也就不会想到是士兵身上的虱子在传播瘟疫，当时的卫生状况也为虱子丛生创造了条件。

人们常用"蚍蜉撼树"、"螳臂当车"来形容微小的力量自不量力，可为什么拿破仑的雄狮劲旅在这些微生物面前如此不堪一击呢？

首先，从疾病传播途径来说，拿破仑对军队瘟疫初起时的忽视，以及此后在控制瘟疫扩散方面的管理不善，加速了他的失败。虽然他在漫长的军旅生涯中不是第一次遭遇到军队瘟疫，但雄心壮志和战无不胜的指挥才华，让他把这些关系士兵生死的基本因素抛诸脑后。由此带来的直接后果就是，士兵既无足够的保暖军衣，也无可经常换洗的衣物。

一套混杂着泥土与汗臭的法军制服，往往要穿好几个星期，小小的虱子便如影随形，以军服的接缝为家，以士兵的血肉为食，一旦皮肤被虱粪污染，普氏立克次体就会从细小的伤口钻进受害者体内。更糟糕的是，因为担心遭到俄军的夜袭，法军士兵只能成群结队地睡在封闭的房舍里，患病的与健康的、病情严重的与病情较轻的士兵躺在一起，结果虱子们大行其道，导致交叉感染，几乎没人能从"虱口"下幸免。于是，传染病的传播扩散便如鱼得水，不少兵士只能在失治与绝望中等死。

其次，拿破仑大军的后勤工作未能适应其作战的需要，这就造成了大量的易感人群。拿破仑当时的想法主要是快速将部队集结在关键地点以击溃俄军，希望能够尽快通过一场大战役来提早结束战争，这就要求军队必须尽可能高速地行进。然而，俄国恶劣的天气和道路状况使拿破仑速战速决的愿望落空，进攻部队走得越快，战线越长，后勤补给便越难以为继，这导致食物等必需物资匮乏，最终，饥饿让很多士兵缺乏应有的强壮体魄和抵抗力，连吃上一顿饱饭都做不到，遑论勤换衣服了。许多失去行动能力的重病号又进一步拖累了后勤，如此恶性循环，一支大军如何能承受？

最后，疫区糟糕的卫生条件把流行性斑疹伤寒的魔力发挥到极致，俄国比较贫穷，基本卫生设施本就简陋不堪，再加上俄军坚壁清野，进行破坏，情况可想而知。法国军队在行进中无法得到干净的饮用水，后面的军队总在前面军队驻扎过的地方再次安营扎寨，而这些区域中，几乎所有的东西都已被污染，甚至还堆满了前面军队留下的各种生活垃圾，对虱子等寄生虫而言，这可是它们的天堂啊！

　　拿破仑纵横捭阖欧洲二十余年，竟在俄国的冰天雪地中折戟，与其说是败给了"独眼龙"库图佐夫，或者是耐力持久的沙俄大军，不如说是败给了目空一切的自己和残酷无情的大自然。

3．前仆后继的探索者

　　今天，医生们已经可以用极其廉价的氯霉素或四环素轻松治愈斑疹伤寒，但在拿破仑时代，最优秀的医生对这种疾病也束手无策。

　　不过，拿破仑的军队并不是流行性斑疹伤寒的第一个受害者，也不是最后一个，像对付其他疾病一样，人类认识这种疾病和它背后的真相需要漫长而艰苦的探索过程。

　　几乎每次大规模的斑疹伤寒肆虐都伴随着战争。中国历史上的战争瘟疫可谓比比皆是，不绝于书，其中，流行性斑疹伤寒的可怕鬼影若隐若现。比如，东汉末年赤壁大战，隆冬时节，"时又疾疫，北军多死"（《三国志·蜀书·先主传》）。"公（曹操）烧其余船引退，士卒饥疫，死者大半。"（《三国志·吴书·吴主传》）看来，没有瘟疫的帮忙，周瑜等人的神机妙算恐怕也是"竹篮子打水一场空"；而这瘟疫，估计就是流行性斑疹伤寒。国外的资料更明确，第一次世界大战期间，塞尔维亚爆发了严重的流行性斑疹伤寒，不到六个月就死了15万人。苏联在 1917—1921 年，流行性斑疹伤寒的病患达 2 500 万，其中 250 万人死亡。

那么多无辜的生命被扼杀，鞭策着医生和科学家们带着勇气和自我牺牲精神投入到了解和揭示这种流行病的工作中。他们中的很多优秀者，不仅用动物做实验，还将斑疹伤寒的病原微生物注入自己体内，做一次次濒临死亡的自体实验，很多人为此献出了宝贵的生命。研究的最后阶段，美国病理学家立克次（Howard T. Ricketts）和捷克科学家普若瓦泽克（J. M. von Prowazek）做出了决定性的贡献。立克次第一次找到了斑疹伤寒的病原微生物，并证明此病得以传播的根源是某种昆虫；普若瓦泽克则在来自病人身上的虱子血液中发现了斑疹伤寒的病原微生物。可惜，他们二人由于与斑疹伤寒病人频繁接触，自己也被传染，先后死于此病。人们把能传染流行性斑疹伤寒的立克次氏体也叫作普氏立克次体，以纪念这两位为疾病研究献身的人。

在之后的工作中，法国科学家尼科尔（Charles Nicolle）通过动物实验，终于确认虱子是传播斑疹伤寒的元凶，并且提出了预防斑疹伤寒的手段——扑灭生活在病患身体、亚麻布制品和衣服上的寄生虫，做到勤沐浴、勤更衣、勤洗毛发，这样虱子无法生存，斑疹伤寒也就难以传播了。尼科尔的工作为遏制斑疹伤寒的发生和流行指明了方向，1928 年，他荣获诺贝尔生理学和医学奖。

这些重要成就，生活在 19 世纪初的拿破仑自然无法预见；而希特勒大概是能见到的，但他也难逃失败的厄运。其实大自然是公平的，军事统帅多如牛毛，天赋不如他们二位的也大有人在，但并不是每个人都会遭遇他们一样的失败，那么，拿破仑，甚至包括希特勒，有什么经验教训值得我们吸取的呢？

三、魔鬼在细节

德国的密斯·凡·德罗 (Mies van der Rohe) 是 20 世纪最伟大的建筑师之一，在被要求用一句概括的话来描述他成功的原因时，他只轻描淡写地说："魔鬼在细节。"

不管建筑设计方案如何恢宏大气，如果对细节把握不到位，就不能称为一件好作品；细节的准确可以成就一件伟大的作品，细节的疏忽则会毁坏一个宏伟的规划。

细节具有魔鬼般的威力，或许不为人所知，但它确实在我们身边，无时无刻不在窥视着我们的一举一动，或褒奖，或惩罚，轻者破财，重者殒命。

拿破仑并不是一个粗心大意的武夫，相反，作为一位震撼世界的伟大统帅，他在很多方面都表现得胆大心细、有勇有谋。进攻俄国之前，他密令手下在德意志、奥地利和波兰大量购置马匹，在东欧地区设置多个兵站基地，储备粮食、弹药等军需物资。他还要求间谍部门大量搜集有关俄国的地理书籍和战史记录供他研究，并派人调查俄国的兵要地志和气象资料，编译复制俄国地图等。可以说，拿破仑对此战是精心筹划的，是有备而来的。

此外，拿破仑对部队的着装也特别在意。法军兵种复杂，当时他们所穿的制服可能是整个军用服装史上最精工细作、华丽耀眼的军服，同时代的观察家们都毫不掩饰对法军制服的惊讶与艳羡。以近卫骑兵部队为例，他们拥有十套不同的制服：作战服、行军服、野战服、常服、执勤服、厩务服、社交服、便服、普通阅兵服、盛大阅兵礼服，令人眼花缭乱。今天，许多国家都不具备如此复杂的制服制度。再看看近卫掷弹骑兵，他们那戴着高高的熊皮黑帽和红色羽饰的形象早已深入人心；法军常规步兵的衬衣多由白色羊毛制成；至于轻步兵，他们在夏天常穿白色亚麻衬衣，冬天则穿蓝色羊毛衬衣。

然而，有一个细节，拿破仑并未在意，那就是完善的后勤保障。虽然法军武器装备先进，官兵强悍且经验丰富，军事制度也胜俄军一筹，但在俄罗斯广袤无垠的土地上，在俄罗斯风雪交加的寒冬里，这一切还远远不够。于是，他的大军不仅因为缺乏冬装而冻得丧失战斗力，还因为缺乏足够更换的服装而导致卫生条件更趋恶化，流行性斑疹伤寒横行一时，结果是整营整营的官兵非战斗性减员。要知道，那些羊毛或亚麻制成的衣物，是最适合虱子生存的乐土；那些毛茸茸的皮军帽，更是虱子理想的藏身之处；它们如果不经常清洗或更换，早晚会让人类的血肉之躯成为虱子不竭的饮食来源，最终引起传染病大流行。看来，仅靠花样繁多还是不够的，最重要的还是制服的实用和充裕。虱子固然是人类可以轻而易举地用指甲捏死的微小生物，然而，谁又能想到，它们会毁掉一支雄师劲旅。

不过，并不是任何人都吸取了拿破仑失败的教训，一百多年后，当希特勒像拿破仑一样发动侵俄战争时，他也对冬季作战毫无准备。这个时候，人类已经懂得通过勤理发、勤洗浴、勤更衣、勤驱虫来预防斑疹伤寒，但是德军缺乏棉衣和保暖设备，飞机和坦克的马达无法发动，枪栓拉不开，武器失灵。而苏军则早已穿戴上保暖棉衣、皮靴和护耳冬帽，枪炮套上了保暖套，涂上了防冻润滑油。这种情况下，再精锐的军队面对苏军也只能一败涂地。能够对武器设计精益求精、屡屡亲自过问的纳粹元首希特勒，却也没有好好重视部队后勤保障这个细节。

败也细节，成也细节。

对于以性命相托的医生来说，最重要的也许并不是过硬的技术和精良的辅助设备。中国著名学者梁启超先生享年仅 56 岁，这很大程度上是由于一场医疗事故。

1926 年 3 月，梁先生因小便出血住进了医院，被诊断为肾肿瘤，医生建议切除一侧病变的肾脏。梁先生是社会名流，为他做手术，当时国内一流的医院自然不敢懈怠，特指定当时中国著名的外科教授主刀，其副手也是美国有名的外科医生。

可百密一疏，手术室护士用碘酒标记手术位置时，却把本该标明的左肾标成了右肾，教授术前也没仔细核对，不幸将梁先生健康的右肾给切除了。

结果，梁先生只能凭着"坏肾"将病体拖下去，三年后因肾衰竭而撒手人寰，真是不胜痛哉！不胜惜哉！

可见，医疗这个行业，最需要的还是细心。

一心渴望伟大、追求伟大，伟大却了无踪影；甘于平淡，认真做好每个细节，伟大反而不期而至。"不积跬步，无以致千里；不积细流，无以成江海。"智者善于以小见大，从平淡无奇的琐事中参悟深邃的哲理；他们不会将处理琐碎的小事当作一种负累，而是当作一种经验的积累过程，当作做一番宏图伟业的准备。不厌其烦地拾起细碎的石块，日积月累构筑起来的却是高耸雄伟的城堡，只有站在城堡俯瞰脚下的壮美景色时，你才会体会到这些小事的重要。

美国是当今世界经济、科技最为发达的国家，在很多领域都站在世界之巅，然而，他们也有过不堪回首的往事。

2003年2月1日，美国"哥伦比亚"号太空船在返回地面时意外爆炸，7名宇航员全部遇难，全世界震惊不已。事后的调查结果表明，制造这一灾难的凶手竟是一块脱落的隔热瓦。

原来，"哥伦比亚"号表面覆盖着两万余块隔热瓦，能抵御3000℃的高温，以免返回大气层时外壳被高温熔化。当它升空时，一块从燃料箱上脱落的碎片击中了飞机左翼前部的隔热系统，太空总署的高速照相机记录了这一过程。太空船的整体性能以及很多技术都是一流的，但因为一小块脱落的隔热瓦就毁灭了价值连城的太空船，还有无法用价值衡量的 7 条宝贵生命。

在航天领域，各个方面都需要对细节的精确把握和关注，其中任何一个环节出了问题，都可能造成整个发射活动失败，造成无法估量的损失。美国人是深深吸取了历史上的经验教训的，于是无怪乎他们会在士兵的一块简单军用饼干上，融进了大量分子生物学、化学、物理学的最新技术，不惜工本地反复试验、反复改良，以臻完美。由此可见，美军的强大战斗力并不完全体现在其火力的凶猛、航母的庞大上，因为他们相信，百分之一的失误会带来百分之百的失败。

19 世纪的拿破仑不会听过密斯·凡·德罗那句简单的名言，但他手不释卷、勤学好问，不该不知道古希腊伟大的哲学家柏拉图说过的话："如果没有小石头，大石头也不会稳稳当当地矗立着。"事实上，恰恰是那些肉眼辨认不清的小生物，帮助俄罗斯人击败了拿破仑的野心，改变了历史的进程。

纷飞的雪花悄无声息地掩埋了战争的痕迹，只剩下柴可夫斯基的《一八一二序曲》在无边无际的俄罗斯大地上回荡。伟大的俄国作曲家为了烘托胜利的气氛，特意在乐章最后部分加入了大炮的轰鸣和教堂的钟响。这位杰出的音乐家不会想到，自己也将成为一场瘟疫的受害者。

第五章

霍乱，恶浪滔天

时间：公元 1892—1893 年

灾区：俄罗斯圣彼得堡

疫病特点：不洁饮食后出现剧烈上吐下泻，大便如同淘米水样

影响：伟大的音乐家不幸病故；世界卫生设施在灾难中成熟

一、柴可夫斯基，祸从口入

1. 一杯生水，一"曲"成谶

公元 1893 年 11 月，俄罗斯圣彼得堡。天空飘着鹅毛大雪，人们冒着严寒参加一个隆重的葬礼，穿着笔挺礼服的男人们和头戴黑色面纱的女人们，手持着一束束鲜花，为逝世者默哀，并祈祷上帝赐予他永生。灵柩四周装饰有用松杉柏编织的花圈，显得格外肃穆，乐队演奏着柴可夫斯基的《悲怆交响曲》最后乐章，把哀悼的气氛推向高潮。灵柩是按照东正教的习俗敞开的，逝者安详地仰卧在里面，仿佛在乐声中小憩似的。当送葬

者唱起最后的挽歌时，亲属们开始亲吻他的双脚及前额。这时候，人们注意到逝者的脸庞是那样的苍白和消瘦，甚至枯槁如柴，与数天前几乎判若两人。

这位突然"枯萎"的中年逝者，正是柴可夫斯基。

彼得·伊里奇·柴可夫斯基（Пётр Ильич Чайковский，1840—1893），俄罗斯著名作曲家和音乐教育家，被誉为伟大的音乐大师。他的音乐是俄罗斯文化在艺术领域的最高成就之一，上自沙皇，下到寻常百姓，人人喜爱。他共创作了10部歌剧、3部芭蕾舞剧、6首交响乐以及无数的其他体裁音乐作品。他曾经这样说过："我的交响曲中的每个音符，都出自于我内心的深处。"一百多年过去了，他谱写的《第六交响曲》（即《悲怆交响曲》）、《睡美人》、《天鹅湖》、《胡桃夹子》等伟大作品被视为经典之作，富于感染力，在全世界广泛流传，深受各国人民喜爱，长演不衰。

葬礼结束后，柴可夫斯基的遗体被运至圣彼得堡亚历山大·涅夫斯基修道院的公墓安葬，坟墓比邻他生前相熟的作曲家鲍罗丁和穆索尔斯基的安息之处。关于他突然离世的原因，人们议论纷纷。

在生命最后的那些日子里，柴可夫斯基的精神好得出奇，在亲密伙伴们中间仍旧热情开朗，丝毫看不出有一点儿死亡的前兆。

1893年8月底，柴可夫斯基创作了一首新的交响曲，即

《第六交响曲》，这是一首葬礼挽歌，一首为失去的友谊而谱写的告别曲。其旋律之美常使他热泪盈眶，"我相信这是我迄今为止最好的作品，反正，我知道，它是最诚挚的"。他必须给它加一个特殊的标题，能表达内心，能表达他无法忍受的痛苦。最后，在弟弟莫迪亚的提醒下，他用了"悲怆"这个名字，柴可夫斯基毫不掩饰这是他艺术创作的巅峰。莫迪亚回忆，首演当晚，"掌声此起彼伏，作曲家被多次请上舞台，相较过去的演出要热烈很多"。

当时无人料到，《悲怆交响曲》竟是柴可夫斯基最后的作品，这是一部遗书，在里面他留赠给世界的是他天才的光辉和悲痛的异彩，真仿佛是一"曲"成谶！

11 月 1 日，《悲怆交响曲》首演后不久，柴可夫斯基和他的老朋友在圣彼得堡一家著名的餐厅共进晚餐。次日早晨，可能感觉肠胃不适，他不想吃东西，午饭也吃不下去。于是，口干舌燥的他跑到厨房喝了一杯未经烧开的生水，家人曾劝他不要喝，可他不听劝，照喝不误。然而，不幸发生了。

过了一天，柴可夫斯基的弟弟发现他开始不停地呕吐、腹泻，很快发展到卧床不起。虽然病情越来越严重，可固执的柴可夫斯基坚持不看病，只是自己服用鱼肝油。又熬了几天，他已发展至气息奄奄，家属不得不找来医生，却已经无力回天了。

傍晚，圣彼得堡最优秀的医生勃廷逊兄弟前来诊治，从他的呕吐物中发现了一种细菌。然而，医生们对柴可夫斯基剧烈的呕吐和腹泻束手无策。

　　11月5日，柴可夫斯基陷入昏迷，延至次日凌晨3时去世。政府特意在《新时代报》上发表了由他的医生署名的《柴可夫斯基因病逝世》一文，对其去世进行了专题报道，结论是，柴可夫斯基死于当年流行的霍乱！

　　噩耗传来，举国哀痛。出殡那天，6万人申请参加教堂的追悼仪式；街头人山人海，几乎全城都出来告别。在他逝世后的第二周，人们为他举行音乐追悼会，在充满浓郁的哀伤色彩的追悼会上，《悲怆交响曲》再次被演奏并引起了强烈共鸣，乐曲终止时，全场寂然，到处都是哭泣声，这部精湛而深刻的作品由此被世人所认识。

　　巧合的是，柴可夫斯基的母亲正是在1850年圣彼得堡的一次霍乱大流行中罹难的；没想到43年后，圣彼得堡再次发生霍乱流行，居然同样令其杰出的儿子遇难。

　　夺去柴可夫斯基生命的那场俄国霍乱，始于1892年5月，一直持续了三年多，延至1896年2月才结束，其间全国有二十多万人和柴可夫斯基一起，失去了宝贵的生命。

2. 并不孤单的柴可夫斯基

　　《悲怆交响曲》是柴可夫斯基的最后一部作品，倾注了他极大的心血。凡是第一次欣赏的听众都会注意到：它的终曲并非是传统习惯下辉煌的快板，而是一个葬礼进行曲般悲痛的慢板乐章，其中透出的伤感与消极让人很难不联想到作者对生命深深的绝望。

正当《悲怆交响曲》准备在圣彼得堡上演的时候，"预兆了死亡的音符"这种说法已经散播在俄国大地。不知是不是存在心理暗示，演出中，人们都试图去听出"哪一段的哪几个音符预兆了死亡"，最终据说是找到了。有人认为，那是高潮部分对传统安魂曲的仿效，有人则说是终曲用"绷紧的和声"勾勒出了人类临死前的渐灭余光。

柴可夫斯基一生多愁善感，幼年丧母，婚姻与爱情生活颇为不顺，这些不幸的孤独感始终困扰着他。一些传记对他的苦闷寂寞和深沉痛苦，描写得绘形绘影，穿凿附会。折磨他心灵的真正原因，长久以来一直是无解的谜，以至于有人怀疑他死于自杀。

无论音乐家的真正死因为何，柴可夫斯基在音乐史上的地位永远是崇高的，他的音乐留给世间以绚烂的心灵火花。

然而，就死于霍乱而言，柴可夫斯基完全不孤独寂寞。

1830年，当时的欧洲没有人想到，一场几乎可以媲美"黑死病"的瘟疫大潮即将来袭。9月，俄罗斯名城莫斯科出现的霍乱疫情为整个欧洲拉响了警报。在那一波霍乱的袭击下，光是英国就至少有14万人死亡，一些村庄几乎全村覆灭。

对于19世纪初的人类来说，这种瘟疫的发生、传播和控制都是一个谜。当时，英国的城市和乡村，每天都有灵车不断地往墓地运死人，人们到处寻找药物，做最后的挣扎。宗教领袖们把病魔的蔓延看成是上天对"人类的傲慢"所施加的惩罚，许多人为自己的"罪孽深重"而祈求宽恕。当病患从无休止的腹泻、呕吐，发展到神志淡漠，在几天甚至几小时后面临死亡时，人们能确实实感受到的，除了恐惧，还是恐惧。

1832年2月，伦敦有记载的死于霍乱者有81人。3—4月、7—10月，伦敦的疫情两度恶化，此间分别有2 417人和8 013人感染霍乱，1 260人和3 699人死亡。英国沿海的港口也相继出现感染状况，霍乱通过旅行者向内陆传播。瘟疫如同燎原之火一般蔓延！随着夏季的到来，曼彻斯特、利物浦以及内陆的牛津郡、约克郡、伯明汉郡等都爆发了霍乱。7—9月的霍乱高峰期，共有217个城镇及乡村的卫生委员会向中央卫生委员会报告出现疫情。

到了1892年春天，俄国又爆发了霍乱。这个国家糟糕的经济和卫生状况，使得瘟疫像一只困锁不住的猛兽，尽管当局声称已有足够的经验应付，但就在这场持续数年的灾难中，一代音乐骄子柴可夫斯基溘然长逝。

在后来的疫病流行中，中国也不能独善其身。1932年，来势汹汹的霍乱被恐慌的国人称为"虎疫"。由于没有成形的卫生体系，全国的霍乱死亡人数无从统计。8月，《大公报》称"关中虎疫已蔓延四十二县，死亡数有报告者达二万二千余人，西安日死百余人"，"洛阳疫炽，死者万人"。

霍乱肆虐的年代，中国的情形与 19 世纪的欧洲惊人地相似，人们在黑暗时刻对于灾难的描述也如出一辙。在山东，"哭声遍野，吊旗飘飘，棺木售空，因惧传染，无人敢往葬埋"；在江西，"棺木出售一空，死亡逃避，乡村已断人烟……"

霍乱到底是何方神圣？它难道是三头六臂的恶魔？为什么病程极短的柴可夫斯基死时居然像是干枯了似的？

二、肆虐频仍，悲怆人间

1. 19 世纪的世界病

霍乱（Cholera）又被形象地音译成"虎烈拉"，曾经是可能"摧毁地球的最可怕瘟疫之一"，这是一种烈性肠道传染病，最常通过不洁的饮用水传播。此疫发病急剧，传播迅速，病死率高，多次肆虐全球，属于国际检疫传染病。

1883 年，元凶水落石出。德国著名的细菌学家罗伯特·柯霍（Robert Koch）在埃及进行了深入研究，终于发现了霍乱的背后黑手——"逗号"菌，即霍乱弧菌。现代医学已经发现，其身体弯曲呈弧状或逗号状，还长了一条长长的鞭毛，鞭毛像蝌蚪尾巴似的甩来甩去，它在水样的大便样本里一刻不停地乱窜，一副妖气森森的模样。很多时候，霍乱弧菌成群结队地掠过显微镜下的视野，颇像流星雨，一场带来灾祸的流星雨。霍乱弧菌的型号有点复杂，较早发现的是 01 群（包括古典生物型和埃尔托生物型），后来人们在非 01 群中又发现了同样可以致病的 0139 型。

制造过无数惨案的小小弧菌发源于美丽、富饶的印度恒河三角洲，霍乱在当地的流行至少已有数百年之久，此地有"人类霍乱故乡"之称。由于受交通限制，19 世纪初以前，霍乱还只局限在印度。此后，世界经济贸易的发展不可避免地打破了对霍乱的封锁线，这个蛰伏在文明古国的恶魔开始"走向世界"。于是，霍乱从"骑着骆驼旅行"逐渐升级到坐着轮船、火车甚至飞机周游列国，遗患无穷。

从 1817 年至 1923 年的百余年间，全球共发生了六次世界性霍乱大流行，每次大流行都曾波及中国。第一次在 1817—1823 年，霍乱侵袭到欧洲边境。第二次在 1826—1837 年，霍乱兵分三路，沿着贸易路线和宗教朝圣路线迅速向欧洲人口密集处推进，穿越俄罗斯直达德国，又从德国扩散至英国东北部；1832 年，它被爱尔兰侨民传到加拿大，在同一时间又进入美国。第三次流行时间特别长，为 1846—1863 年，其间在 1848 年，霍乱染指北美并蔓延到整个北半球。1865—1875 年的第四次世界性大流行是通过一艘从埃及到英国的航船流传开来的。第五次和第六次分别发生在 1883—1896 年和 1910—1926 年。

在这百年间，霍乱大流行造成的损失难以估算，仅印度死亡人数就超过 3 800 万，因此，霍乱当之无愧地被称作"19 世纪的世界病"。

早在 1830 年，霍乱就攻占过俄国莫斯科，掠走了 3 000 名士兵和数万平民的生命。1831 年春，它洗劫了波罗的海沿岸的圣彼得堡，继而又轻易地窜入芬兰、波兰，然后向南进入匈牙利和奥地利。差不多与此同时，柏林发现了霍乱，紧接着，汉堡也出现了疫情。这恐怖的瘟疫遍及法国、比利时、挪威、荷兰。欧洲大陆到处警报长鸣，人人自危。

1832 年春，德国著名诗人海涅正居住在巴黎，他描述了霍乱到来时的可怕情景："3 月 29 日，当巴黎宣布出现霍乱时，许多人都不以为然，他们讥笑恐惧疾病的人，更不理睬霍乱的出现。当天晚上，多个舞厅人满为患，歇斯底里的狂笑声淹没了响亮的音乐声。突然，在某舞场中，一个最使人逗笑的小丑双腿一软倒了下来，他摘下自己的面具后，人们出乎意料地发现，他的脸色已经青紫，笑声顿时消失得无影无踪，马车迅速地把这些狂欢者从舞场送往医院。但不久，他们便一排排地倒下，身上还穿着狂欢时的服装……"

俄罗斯在第五次霍乱大流行时遭受重创，柴可夫斯基正是在这次灾难中不幸感染身故的。

古典生物型（Classical Biotype）霍乱弧菌在那遥远的年代不时发出阴冷的狞笑。不过，长江后浪推前浪，病菌界也会出现"禅让"、"篡位"的闹剧。

自 1961 年开始，埃尔托生物型（EL-Tor Biotype）霍乱弧菌崛起，引起的霍乱从印度尼西亚的苏拉威西岛向毗邻国家和地区蔓延，波及五大洲 140 多个国家和地区，报告病患达 350 万以上，被称作霍乱的第七次世界性大流行。1992 年 10 月，非 01 群的 0139 型霍乱弧菌又突然发难，引起的新型霍乱席卷了印度和孟加拉，至 1993 年 4 月，已报告达十余万病患。此菌扩散到许多国家和地区，包括中国，有取代埃尔托生物型的可能，有人将其称为霍乱的第八次世界性大流行。在高峰时期，每年全球约有 20 万人死于霍乱。

2. 霍乱弧菌的毒招

霍乱的传染源是霍乱病患及带菌者，中型和重型病患粪便中含菌数量多，大便次数频繁，排菌量大，更是非常重要的源头，轻型病患易被忽视，常得不到及时的隔离、治疗，而健康带菌者多不易检出，故二者亦为重要传染源。

水源和食物传播是非常重要的途径。病患的吐泄物中含有大量的霍乱弧菌，可污染水源和食物，或以苍蝇等作为媒介，经消化道引起传染。因此，人类主要通过饮食不卫生的水或食物（如被苍蝇或如厕后洗手未尽净的病患所污染）导致染病。弧菌进入人体后，快者 4 小时后即可发病，但一般是在 1—3

天内出现症状,最长可达 6 天。典型的霍乱,往往起病突然,一开始便有剧烈的上吐下泻症状,大便为水状,极其稀烂,甚至像淘洗大米的水似的。霍乱的症状轻重不一,轻者只有轻微的腹泻,必须靠大便细菌检查确诊。病情严重者,如不及时就医,24 小时内便可因全身循环系统衰竭而休克,继而死亡。

近年来,霍乱在中国的发病率有上升的趋势。传染病专家指出,主要原因是人们喜欢生吃或半生吃海产品。此外,滥用抗生素,造成细菌繁殖变异速度加快也有关系。

夏季,气温明显上升,苍蝇、蟑螂之类的害虫活动频繁,生长繁殖也很活跃。而人类在烈日炎炎之下,会喜欢喝凉水,吃冰淇淋,品尝新鲜蔬果,这一切都为霍乱的横行创造了条件。你很难注意到一只苍蝇从臭气熏天的厕所里飞出来,然后神不知鬼不觉地舔过你爱吃的西瓜瓤。因此,夏天是霍乱最猖獗的季节,但这不代表在其他季节它就销声匿迹。因为,潜伏的霍乱弧菌并不怕冷,即使在冬天也会蓄势待发,给疏忽大意的人予以致命一击。也许,柴可夫斯基正是因为如此才不慎感染而死的。

霍乱弧菌在人体内虽然凶猛,对营养的要求也不高,适应于粗放型的生长方式,但在人体外,它对阳光、热、干燥及消毒剂的抵抗力都很弱。例如,霍乱弧菌在普通河水中可生存 1—2 周,但经煮沸 1—2 分钟后即死亡;在干燥或阳光直射下 1—2 小时也可被杀灭;0.5% 的石炭酸在半小时内可将排泄物中的霍乱弧菌全部杀死。不过要注意的是，霍乱弧菌在酒精中仍可存活，故生吃醉虾、醉蟹也可以得病。此外，这种活蹦乱跳的小魔鬼还能够寄生在肉类、牛奶、苹果等食物上数天不死，几乎无孔不入。

进入人体的肠道后，是否发病与细菌数量和受侵者的体质、抵抗力有着密切的关系。霍乱弧菌很喜欢小肠中的碱性环境，它遇到肠黏膜细胞时，就好像见到久别的"情人"，紧紧拥抱，死不松手。原来，肠黏膜细胞表面有霍乱弧菌的受体，受体和细胞的关系就好像螺丝和螺帽，两者牢牢地固定在一起。这些心怀叵测的霍乱弧菌，和肠道细胞结合后便开始要毒招。

它先在小肠黏膜上迅速大量繁殖，然后产生大量肠毒素，这肠毒素就是霍乱弧菌迫使细胞干活的皮鞭，不过它不是抽打肠道细胞，而是发送干活的强制性命令，肠道细胞不想干也得干，像奴隶一样被迫拼命地工作——分泌出水分和电解质（如钾、钠、氯）。总体来看，它不像痢疾杆菌那样把肠道啃咬得血肉模糊，而只是狡诈地抑制了肠道的再吸收功能，促进了肠液的过度分泌及胃肠道的排空蠕动，所以，病患的大便不像痢疾患者的大便那样带有脓、血、黏液，而是源源不断地从肛门喷射出淘米水样大便，颜色越来越浅。换言之，它好像一个黑心工厂的老板，采取强迫手段，逼肠道细胞不停地工作，导致众多细胞和整个人都"劳累而死"、"口渴而死"。

人的小肠总长度约有 6 米，这么长的肠腔同时分泌大量肠液，会导致大量体液从肠道倾泄而出。因此，霍乱引起的腹泻是最严重的，一天可腹泻十几次甚至几十次清稀大便。可以说，霍乱弧菌具备把肠道的细胞乃至整个人体的所有水分都彻底榨干的可怕能力！

霍乱引起的呕吐，多因肠道内的大量液体来不及排出体外所致。因此，一般先发生剧烈腹泻，继之出现呕吐，呕吐为喷射性的，恶心的症状不突出。腹痛是腹泻最常见的伴随症状，但由于霍乱弧菌并不引起肠道直接破坏，所以很少有剧烈腹痛的感觉。霍乱弧菌及其毒素多不侵入血液，因此，很多霍乱病患早期不发烧，只有一些严重病例可在恢复期出现发烧的表现。

感染霍乱后，只要及早发现，及时补充水分与电解质溶液，合理使用抗菌药（如廉价的链霉素、氯霉素等）灭菌，治疗并不困难，但如果治疗不及时或不恰当，会引起严重脱水而死亡。

再看柴可夫斯基，即使他当时及时就诊，恐怕也难逃病亡的厄运。因为在那个年代，人们对霍乱的发病原理知之甚少，静脉补液的概念还没有建立，医生们对口服补液的重要性也完全无知。放血疗法等古老做法，在欧洲人当中依然盛行，可是，这种方法对治疗霍乱简直就是适得其反、南辕北辙。由于此法加剧了人体内的有效血容量下降，因此，病患只能在绝望中被无知地推向死神的怀抱。

也许有人会问，病患只是失水，并没有失"血"，何来"血容量下降"呢？其实，人们往往对血的印象仅停留在它的红色外表上。哺乳动物（包括人类）的血液，主要由水分、红血球、白血球、血小板、其他凝血因子和免疫因子等复杂物质组成，相当一部分是无色的液体。血液之所以看起来呈红色，是因为有红血球存在，它的多寡决定了生物是否贫血。然而，一旦红血球被现代医疗技术洗涤掉，剩下的血液就不是红色的了，而是浅黄色的液体。我们在日常生活中最常碰到的所谓"输血"（例如创伤意外或贫血严重），其实就是输入经过洗涤而过滤出来的浓缩红血球，并非把捐血者的血液完完整整地输给病患，因为很多血液的其他因子，大出血的病患不一定需要。

虽然霍乱病患没有失去红血球，但由于剧烈的上吐下泻导致大量的血液内其他因子经肠道细胞严重丢失，血液中的水分也一同几乎流失殆尽，这就是"有效血容量下降"。此时，病患的全身细胞组织便缺乏足够的营养灌注和修复维护，平时可迅速排泄的代谢废弃物，因为无法经水分转运走，也变得堆积如山，引起了缺氧和人体内环境的紊乱、失衡、破坏，这就是医学上常说的"休克"状态。病患继而出现小便减少、脉搏细弱、血压下降、神志转差，在没有积极的抢救（特别是补液）时，很容易导致全身多个器官功能衰竭而死。

其实，人的重要血管就好比一个农业区的主要河流干线，大血管发出的若干大大小小分支乃至毛细血管，就如同必不可少的灌溉系统，而人体就像是那块时刻需要养分滋润、需要排泄废物的农田。如果天灾导致河流干涸，可想而知，受它恩泽的农田必将土壤龟裂、颗粒无收，霍乱对人体的伤害，原理也大致如此。

难怪暴病而亡的柴可夫斯基全身水分被霍乱弧菌榨取干净，只剩下一副干瘪的遗体。

尽管霍乱给人类造成的祸害极其深重，人们无不谈虎色变，不过，每一场大灾难的降临，在制造悲剧和恐怖的同时，也为人类文明的进步提供了一线机会，地震如此，瘟疫也如此。

3. 霍乱引来的大革命

去过苏州昆山附近的周庄旅游的朋友对水乡小镇的印象大都非常好，往往流连忘返，回味无穷。的确，那份清幽，那份情调，随着黑白相间的朴素砖房，徜徉在横贯其中的粼粼波光中。河面那一两艘乌篷船，随波起起伏伏，伴着船工的吆喝声和摇橹声，真是美轮美奂。

不过，你有没有想过，当年的居民在这样的环境中，很难抵御像霍乱这样的肠道传染病来袭。

在 20 世纪以前，你在中国任何一个城镇都能看到这种景象：便溺遍地，垃圾满街。挑粪工用扁担挑着敞开的木桶，不时迎面而来。他们沿着固定的路线穿过城镇，走到附近的沟渠或河流旁，将木桶内的污物哗啦一声倒入敞舱驳船内。污满为患时，船只便被牵引到乡间的稻田里。废物也会被胡乱地倒进水中。沟渠之水少有流动，以至于淤滞不堪，散发着恶臭。绿色淤泥搅拌着浑浊发黄、满是污秽的水。往往就在那些船的旁边，人们正舀水来洗马桶，甚至饮用、洗衣、洗米、洗菜！

印度恒河流域的情况也是出奇地相似，不同的是，河流里面还漂着虔诚宗教信徒火化后的骨灰残渣或者尸体残骸。外地人不免有恶心之感，甚至毛骨悚然。更可怕的是那些肉眼看不见的霍乱弧菌，它们造成的灾难不知道夺走过多少无辜的生命。难怪这个地区是霍乱造孽的策源地！

霍乱历次广泛的流行或爆发，多与水体被污染有关。因为水，特别是江河水、沟渠水、池塘水、浅井水和港湾水等极易受到粪便、污物等的污染，如洗涤病人衣物、倾倒吐泻物，船上渔民排泄物直接下水以及通过河道运粪等。倘若没有煮沸便饮用这些水，或生吃水中的水产品（鱼、虾），用生水漱口、洗刷食具以及浸洗蔬菜、瓜果、水产品等生冷食品，都有机会感染霍乱。经水传播的特点是爆发性出现，病患多沿被污染的水体分布。

19 世纪中叶，英国人来到上海时，发现这座城市和伦敦颇为相似。不只是因为这两个地方有着相似的湿润气候，还因为上海与伦敦一样有一条平静且不洁的河流，在伦敦是泰晤士河，在上海就是苏州河。19 世纪 50 年代前的工业化为泰晤士河带来了大量移民，也带来大量生活、生产污水，整个伦敦市区臭气熏天。发展严重滞后的排污系统与具有致命性设计缺陷的供水系统结合起来，夜以继日地为这座城市输送着霍乱病菌。经历了霍乱时期的浩劫之后，英国人痛定思痛，把目光锁定在肮脏的水上，终于下定决心治理这条不洁的河。

正是霍乱的发作，引发了英国乃至欧洲在供水和排污方面的一场革命，并逐渐推广至全世界，尽管当时的人对霍乱弧菌尚不知晓。

1854 年，英国医生约翰·斯诺 (John Snow) 发现，伦敦霍乱的大量病例都是发生在缺乏卫生设施的穷人区。他追查到伦敦霍乱爆发的根源——一条叫布罗德街的街道上一台已经被污水污染的水泵，因为霍乱死亡的病例可以以这个水泵为中心画上一个圈，这就是著名的"斯诺的霍乱地图"。

斯诺医生的发现最终促使伦敦修建公共供水设施，建立起了大规模的供水网，全部配备压力和过滤装置。此后，英国政府开始着眼于及时清理垃圾、粪便，改革排污系统。这引发了整个欧洲的公共卫生运动。不久，这一运动又传播到"新大陆"——美国，随后又介绍到日本、中国等亚洲国家。与此同时，法国等发达国家开始花大精力铺设地下排污管道，建设庞大的下水道设施，把供水和排水彻底分开，被各国竞相效仿。供水和排水是城市卫生的大型工程，也是 19 世纪人类社会发展史上最有意义的里程碑之一。

今天，我们的生活环境比过去要洁净多了，然而像霍乱这样的肠道传染病依然在若即若离地跟踪着人类，盯着每一个粗心大意的人。柴可夫斯基生活在 19 世纪后期的俄国首都上流社会，他都不能幸免，这到底有何启示？

三、习惯无小事

一位哲人说："种下行动便会收获习惯，种下习惯便会收获性格，种下性格便会收获命运。"习惯的力量往往是强大而无形的，一个习惯一旦形成，它所产生的影响是很难想象的。好习惯的报酬是成功。成功的人生和成功的事业背后，就是好习惯的延续；而失败的人生和失败的事业，则是坏习惯的恶果。

习惯是从环境中养成的，日积月累，有着根深蒂固的力量，当它养成之后，就像在模型中硬化了的水泥块一样很难被打破了，因为人们会不知不觉地进入惯性轨道，被自己的习惯所掌控。因此，习惯也是一位残酷的国君，统治并强迫人们遵从它的意愿、欲望、爱好，又会抵制新的思想和事物。当然，这国君也有明君和昏君之分。

为了图一时的省事，柴可夫斯基喝了一杯凉爽的生水。生活随便，做小事缺乏仔细考量，就是他的习惯，也许一百次里面有九十九次都不会出事，但如果有一次出事，后果就不堪设想。

习惯无小事。

有一则关于医院的笑话：

> 一家医院重症病房的病患总是在星期天早上 10 点左右离奇死亡，不论是病情较轻的还是病入膏肓的，无一幸免。于是专家组成了一个科研小组调查此事。星期天上午，医院的管理层来到病房查看情况，距离 10 点钟还剩几分钟的时候，可怕的事情发生了——清洁工走进病房，随手拔掉病患赖以生存的呼吸机电源插头，插上吸尘器插头，开始打扫卫生……

人们每天都在按部就班地重复着一些事情，时间久了就变成一种习惯。大家理所当然地认为某些事情就应该这样做，而没有仔细考虑这样做对不对、合不合理，反正习惯成自然。但是，只有好的习惯才能够与环境相安无事，才能够使人健康地发展，才能使人趋利避祸。

上面的故事仅停留在虚构的层面，博人一笑，而更多真实的教训则会让当事人追悔莫及。

还是医院的事情。有这么一位医生，他每天早晨都比同事早 45 分钟到达医院，为的是让自己尽早从医院的工作平台上查找到当天所有病患抽血化验的最新报告。他很自信，坚持亲力亲为，眼见为实。有护士曾好心劝道："您不用那么急吧？我可以晚一点把结果告诉您。"他只是一笑置之，因为他只相信自己的眼睛。护士的口头报告，对他而言，只是可有可无的寒暄。有一天，他的病患实在太多了，有三十多个，而且他早上查房后要出门诊。焦急的心态让他的思绪不如往常那样清晰。有一位糖尿病老太太的空腹血糖达到 28mmol/L（正常人不超过 6mmol/L），严重超标。可是，这位医生一时疏忽，没有留意到。由于护士们平日都很信赖他，为了不打扰医生，她们这一天就没有特意去跟进检验结果并报告医生。就这样，病区内没有一个人留意到一位病患的糖尿病病情在急剧恶化。数天后，这位老太太不幸去世……

坚持早到，是好事，坚持亲力亲为，也算合理，但完全以自我为中心，轻视别人的提醒，这就走极端了，不免显得刚愎自用！这位医生的个人习惯，有令人敬佩的合理成分，也有充满隐忧的疏漏环节，可以说，他出现医疗过错是偶然性和必然性的结合。

不要以为凡是习惯就有坚持不懈的必要。在重复着自己的习惯之时，我们应该静下心来，细细琢磨一下这些习以为常的行为里面到底哪些是正面的、积极的、有道理的，哪些是负面的、消极的、有隐患的。一条小路，也许我们习惯走了很多年，也并未经历不测，但如果这条路存在安全隐忧，那么，我们就应该毫不犹豫地另辟新路。对于习惯，要学会分辨，学会选择和放弃。人不能让习惯控制了自己。

坏习惯，小到不讲卫生，大到不讲道理，到头来都是害己害人。

正因如此，我们不能重蹈柴可夫斯基的覆辙。

满身坏习惯的人，是成不了大器的，唯有具备良好习惯的人，才能实现自己的人生目标和社会价值。巴尔扎克说得好："要断送一个人，只消叫他染上一种嗜好就可以了。"这话实在深刻。如果你是一个神志清醒的人，就应该经常问问自己："我的习惯使我得到了什么？既然这种坏习惯对我不利，为什么还要继续下去？"如果你有改变自己的想法和决心，就马上行动起来，相信自己有魄力和毅力去改变根深蒂固的习惯，既不要找借口，也不要等待别人来督促你，因为我们每个人都固守着一扇只能从内开启的改变之门，这个门只能由我们自己去打开。

每一次的蜕变都将伴随着很多痛苦，必须跟自己多年养成的习惯较劲，跟懒惰的自己较劲，跟自己的不情愿心理较劲。诚然，改变是一个痛苦的过程，但是痛苦过后将是更精彩的人生。

一旦你把习惯的精华部分保留下来，那么，剩下的就只有持之以恒了。

19世纪是各个国家、各个民族交往空前增多的世纪，也是各种瘟疫争先粉墨登场的世纪。这时，有一种古老的传染病，在消沉了一段时间后，再次死灰复燃，并把死神带到了警备森严的中国皇宫。这场悲剧，也正是源于中国人过分坚持自己多年养成的习惯。

第六章

天花，死灰复燃

时间：公元 1874—1875 年

灾区：中国北京一带

疫病特点：发烧后头面部出疹，继而扩散至全身，皮疹转为脓
疱，极易破溃、全身感染而死

影响：19 世纪的中国在科技领域停滞不前的窘态暴露无遗

一、同治皇帝，悲情天子

1．冬日早殇

大清同治十三年十二月初五（1875 年 1 月 12 日），被严
冬裹挟的北京城覆盖着皑皑白雪，寒风似乎吐露着一丝肃杀之
气。远处鼓楼的瓦檐上不时闪烁着寒鸦瘦削的身影，并传来几
声嘶哑的低鸣。小孩子们在精心准备着新年的鞭炮，沉浸在
对春节的欢喜期待中。然而就在深夜，神秘的紫禁城里突然传
出了一个令人震惊的消息：年仅 19 岁的同治皇帝在养心殿驾

崩了！

同治帝为清朝入关之后的第八位皇帝，爱新觉罗氏，名载淳（1856—1875），是咸丰帝与叶赫那拉氏（慈禧太后）的独生子。他6岁丧父，从小缺乏应有的父爱，自幼就是一个不爱读书的顽童，对政治和文化也毫无兴趣，又是一个幽深禁垣之内的苦闷男孩，一个红墙绿瓦内培养出来的畸形儿，一个错生于皇宫大内中的"多余人"。由于母亲慈禧太后专权，同治帝自登基起就是一不折不扣的傀儡，既得不到正常的慈母之爱，身边也没有可以辅佐他的心腹。到了大婚之年，好不容易找到一位钟爱自己且贤良淑德的皇后，可激烈的婆媳冲突又常常让他不知所措。性格叛逆、内心空虚、少年失意、政治前途无望的同治帝只能自暴自弃、游戏人生，在玩乐中寻找他心灵的归宿，以至于有传言说他常偷偷溜出宫外，光顾花街柳巷。

关于同治帝的最终结局，野史与民间传言众说纷纭，沸沸扬扬。一些说法穿凿附会、捕风捉影，缺乏严谨的史学依据，只能算是市井之民和文人墨客茶余饭后的谈笑之资。目前，关于他的死因，主要有两种说法：一是死于梅毒；一是死于天花。

少年天子是病死的，这一点没有太大的争议。根据《大清穆宗毅皇帝实录》记载，同治帝体质虽说不上像祖辈康熙帝、乾隆帝那样健壮并弓马娴熟，但也没有患什么慢性疾病，且正值青年，活泼好动，大致还算健康。在去世前的三个月，他"幸晾鹰台，撒围"，参与了狩猎活动，又"阅御前王大臣乾清门侍卫等射"，看来精神和身体都很不错。同治十三年十月，他甚至还"阅中式武举马步射"，似乎一切都很正常。然而，到了这个月的己亥日，皇帝"不豫，仍治事如常"。这时候，他开始觉得身体不适，但估计初起时尚无大碍。但是，谁也没想到，病情发展竟然如此之快。十一月甲辰，清廷不得不"遣官祭先医之神"，估计是治疗效果不佳，皇帝开始每况愈下，这时，束手无策的慈禧太后等人只能把最后一丝希望寄托在神仙上了。悲哀的是，这一切均无济于事。"十二月，甲戌，上（皇帝）疾增剧……大渐。酉刻，崩于养心殿东暖阁。"

一个年纪轻轻的鲜活生命突然离去，如果是自然死亡的话，那么，最大的嫌疑凶手便是感染性或传染性疾病。

梅毒和天花，到底谁是真凶呢？

2. 腊月缉凶

（1）同治帝需要承受患梅毒的风险吗？

梅毒感染的先决条件就是不安全的性行为。史学家指出，清朝典章制度非常严格，皇帝也不能自由出入紫禁城，私自跑出去寻花问柳基本上是不可能的。纵然同治帝有此想法，但在威严的母后管束下，他最终也只能选择屈服。清朝吸取了明亡的教训，对皇子和宗室子弟的教育非常严格，因此，虽然清朝自乾隆帝之后，帝王的政治素质、治国才能均极其平庸，但是并没有出现如明朝中叶后的那么一批行为举止怪诞、以渎职荒唐著称的皇帝。清朝皇帝的基本素质还是高于其他朝代帝王的。可见，民间传说的同治帝邂逅风尘女子，很可能是杜撰或以讹传讹，不足为信。

（2）同治帝患病后的临床表现，更像是梅毒还是天花？

从现存的档案来看，《同治十三年十月万岁爷天花喜进药用药底簿》（以下简称《用药底簿》）以及《翁同龢日记》都是史料价值很高的文献资料。我们不妨根据里面的记载来进行分析。

首先，在患病之初，患天花者发病很急，一般都伴随着发烧、脉搏跳动加快，而患梅毒者则起病缓慢，多无发烧。从上文得知，同治帝从感觉生病到临床死亡，前后一个多月，很像是一种病情发展很快的烈性传染病，而且是逐渐加重的。开始的时候也许和一般的发烧感冒无异，所以皇帝还能照常办公。

《用药底簿》记载，同治帝发病之初连续发了七天的高烧，其后出现皮疹。具体如下："同治十三年十月三十日未刻……脉息浮数而细，系风瘟闭束，阴气不足，不能外透之症，以致发热头眩，胸满烦闷，身酸腿软，皮肤发出疹形未透，有时气堵作厥"，"咽喉干痛，胸满作呕，头眩身热"。发烧，畏寒，然后出疹，这些都是出天花的症状。而梅毒属于慢性病，一来发病没那么急、凶，二来很少像天花那样先高烧、后出疹。

其次，从天花皮疹的分布部位和转化规律上，我们可以看出同治帝患的是天花。

从分布部位上看，天花皮疹一般发于额部、发际、面颊、腕，逐渐延及臂和躯干，最后至下肢，多见于身体暴露部位，呈离心状分布，《用药底簿》所记的症状与之是相吻合的。

从皮疹形态的转化规律上看，一般天花病患在发病的3—5天后就会出现斑疹，数小时后斑疹迅速变为圆形的丘疹。病患出疹后，全身中毒症状反而明显减轻，胸堵烦呕现象减退。又过了两三日，丘疹开始灌浆，成为疱疹，这种疹的中间凹陷成脐形，周围有红晕。到了天花起病的第八九日，疱疹转为脓疱。又过了两三天，脓疱逐渐干缩成痂。在发病后的2—4周，痂开始脱落，天花发病的过程基本结束。《用药底簿》的记载正好与上述症状以及皮疹的转化过程相一致。而梅毒则不同，发病的周期要比天花长，而且梅毒的斑疹大小如蚕豆，形状为圆形或略带不规则形，不是天花疱疹的那种脐形。

那么，为什么患天花会导致同治帝死亡呢？那是因为同治帝在患天花的后期皮肤破溃，感染了细菌，"发热头眩俱退，惟湿毒乘虚流聚，腰间红肿溃破，浸流脓水，腿痛痉挛，头项胳膊膝上发出痘痈肿痛"。这种并发性的皮肤感染越来越重，使病患逐渐丧失了抵抗力。最后，皮肤感染发展到发生"坏疽性口炎"（俗称"走马牙疳"）的地步，此病一般发生在全身性疾病的末期。此时，病患很可能由于细菌进入血液循环系统导致败血症、全身衰竭而突然死亡。

同治帝的老师翁同龢在日记中也有过类似皇帝患天花的记载。其中对皮疹、脓疱、破溃的描写非常详尽。翁同龢生活的时代几乎和中国近代史相始终。他出身官宦家庭，父兄都是朝廷大臣，早年受传统的儒家教育，饱读经史，娴熟诗文，尤擅书法，先后给同治、光绪两位皇帝当老师，被称为"两朝帝师"。他也是晚清政坛上的重量级人物。《翁同龢日记》是私人记述当天活动的流水账，应是十分可信的。

该日记记载：同治帝于十月"二十一日，西苑着凉，今日（三十日）发疹"。十一月初二日，他"闻传蟒袍补褂，圣躬有天花之喜"。又听说："昨日治疹，申刻，始定天花也。"

此后，翁同龢在日记中先后六次记录了亲睹皇上病状的详情。在第一次探望皇上后，他写道："同治十三年十一月初八日，入见三叩首，两宫皇太后俱在御榻上，持烛同诸臣上前瞻仰，上（皇帝）舒臂令观，微诏曰：'谁来此？'……伏见天颜温晬，偃卧向外，花极稠密。"

翌日，他在日记中写道："上起坐，气色皆盛，颜色皆可，灌浆饱满。"同月二十二日，见到皇帝"精神兴致皆可，腰间两小穴，一流水一干，起坐略不便也。"二十三日，他"晤太医李竹轩、庄某于内务府坐处，据云：脉息皆弱而无力，腰间肿处，两孔皆流脓，亦流腥水，而根盘甚大，渐流向背，外溃则口甚大,内溃则不可言,意甚为难"。二十八日,御医告诉他,皇上"腰间溃如碗,其口在边上,揭膏药则汁如箭激,丑刻如此,卯刻复揭,又流半盅"。二十九日,他记道:"御医为他揭膏药挤脓,脓已半盅,色白而气腥,漫肿一片,腰以下皆平,色微紫,看上去病已深。"

从翁同龢的记录来看,同治帝的病况大致清晰了,他先是发烧,持续一周左右开始出皮疹,脸上密密麻麻地长了一大片(花极稠密),之后遍布全身,疹子发展到脓疱,脓疱又逐渐破溃、流脓,脓液臭不可闻,源源不绝。这都符合天花的症状表现,但与梅毒的症状差距较大。

其实,当时的御医们早就诊断皇帝患了天花。同治帝本人就说过:"朕于本月遇有天花之喜。仰蒙慈安端裕康庆皇太后、慈禧端佑康颐皇太后调护朕躬,无微不至,并荷慈怀曲体……朕心实深欣感。"(《大清穆宗毅皇帝实录》)

御医、太后暨文武大臣对皇帝的病一筹莫展,找不到新医药和新疗法,只好依照祖上传下的规矩,在宫内外进行"供送痘神"的活动,敬请"痘神娘娘"入皇宫养心殿供奉。当时,宫内张挂驱邪红联,王公大臣们身穿花衣,祈祷皇帝度过危险期。慈禧、慈安两宫太后还亲自到景山寿皇殿行礼,祈求祖先赐福,并对皇亲国戚大加封赏,希望神灵保佑,网开一面。可惜,这一系列迷信活动终究不能挽回同治帝年轻而脆弱的生命。

满身疮痍的同治帝在一片求神拜佛的喧嚣中,凄惨地终结了单调乏味而无所作为的一生。而他驾崩的养心殿，恰恰是214年前他的祖先顺治帝命丧天花的地方。

天花，中医名为"痘疹"，夺走皇帝性命的元凶，它并没有随着时间的推移而湮没在历史的尘埃中。

3. 谈"痘"色变

这种古老而凶险的传染病，不仅给普通老百姓，也给满洲贵族留下了惨痛的记忆。它是好几位清朝皇帝一生挥之不去的梦魇。

早在17世纪，一场大规模的天花疫情就曾席卷亚欧大陆，断断续续持续了近一百年。当时中国北方是天花的重灾区之一。这一时期恰逢清政权在关外崛起以及中原地区战乱不休、政权更迭。天花的祸害在当时达到了顶峰。清朝建立之初，天花疫情仍旧十分严峻，不但在社会上造成了大量人口死亡，而且对满洲八旗官兵和皇室成员也构成了严重威胁。由于他们刚从冰天雪地的白山黑水进入相对温暖的关内地区，体质有差异，对气候也不适应，又频繁与汉族人接触，因此，他们更容易被天花感染。那些金戈铁马的将领无不谈"痘"色变。清军准备入关作战时，有"神力王"美誉的顺治帝的哥哥、肃亲王豪格就曾心惊胆战地说："我未经出痘。此番出征，令我同往，岂非置我于死乎？"当年，许多满洲人没有死于沙场，却死于天花。

如名将多铎,努尔哈赤第十五子,勇猛善战,入关后横扫江南,被后来的乾隆帝赞为"开国诸王战功之最",也于顺治六年死于天花,年仅 36 岁。

天花这种疾病就像鬼魂附体似的,一直困扰着清朝帝王。住在紫禁城里的十位大清皇帝中,早期的顺治帝、康熙帝和后期的咸丰帝、同治帝都得过天花。顺治帝和同治帝直接死于天花,而康熙帝和咸丰帝虽然侥幸从天花的魔掌中逃脱出来,但脸上却留下了永久的麻子。在清王朝的历史上,紫禁城的高墙曾经无数次抵挡过政治的疾风暴雨,却未能抵挡住天花的肆虐。天花已影响到皇室和八旗子弟的数量与体质。顺治帝生有八个皇子,患天花夭折者四个,幸免于死者一个(后来的康熙帝)。其他皇室成员的子女死于天花者更多。康熙帝之子雍正帝曾指出:"看来满洲、蒙古等艰于子息者,大都为出痘所殇。"

在康熙朝以前,满洲贵族并没有掌握对付这种瘟疫的方法,他们最常做的只是一个字——躲。顺治八年(1651),京城天花再次大爆发。顺治帝"避痘"于河北遵化一带的山中,十月出发,十二月才回銮。一代天子竟为天花所迫,不得不藏身于北方的寒山冰河之间,惶惶不可终日,真是悲哀!最高统治者都如此狼狈不堪,平民百姓就更苦不堪言了。

顺治皇帝一生都在躲避天花,但命运偏偏和他开了个玩笑。天花还是在寒冷的冬天悄悄把他盯上、捉住,并且吞噬掉了年仅 23 岁的生命。

这可怕的天花，究竟凭什么可以如此横行无忌？

二、遍体疮痍，谁人幸免？

1．天花入侵进行时

天花是世界上传染性最强的烈性传染病之一，由恶贯满盈的天花病毒引起。这种病毒繁殖极快，能在空气中以惊人的速度传播，具有高传染性，至今仍没有发明出专门针对天花的抗病毒药物。没有患过天花或没有接种过天花疫苗的人，不分男女老幼，均能感染。此病来势凶猛，发展迅速，病患往往病势严重，病死率很高。死亡常出现在发病后的一至两周内，约有30％的死亡率。从这个时间段来看，同治帝的病程长了一点，但考虑到他是得天花之后继发细菌感染而死，这个时间还是可以理解的。

通过呼吸道吸入是天花病毒的主要传播途径，此外，皮肤接触是另一途径。天花病毒吸附于易感者上呼吸道的上皮细胞并入侵到局部的淋巴组织，其后大量繁殖，进入血液循环系统，形成病毒血症。通过血流，病毒广泛地播散到全身皮肤、黏膜及内脏器官组织。此时，病患开始出现严重的毒血症状（寒战、高烧、乏力、头痛、四肢及腰背部酸痛，体温急剧升高时还可出现惊厥和昏迷）。病毒血症可导致全身多个器官严重受损，甚至全身出血，极其凶险。过了2—3天后，天花病毒便大肆破坏皮肤组织细胞，病患开始出现典型的天花痘疹。皮肤成片地依次出现斑疹、丘疹、疱疹、脓疱，最后结痂、脱痂，终身遗留凹陷的瘢痕——痘疤。能熬过这个阶段的侥幸痊愈者经常面容残毁，俗称"麻面"，往往在心理上受到严重的打击。

因皮肤破溃及病患搔抓，脓疱很容易发生继发性细菌感染，乘虚而入的侵略者常为金黄色葡萄球菌、溶血性链球菌及肺炎球菌等，它们使局部皮肤深层病损恶化，亦使得全身的中毒症状加重和各器官受累加剧，发生如蜂窝性组织炎、喉炎和支气管肺炎等。这些细菌感染引起的严重并发症，在青霉素等抗生素尚未发明的古代，完全可置人于死地。所以，同治帝不一定直接死于天花病毒本身，很可能是直接死于趁火打劫的各种细菌。

同治帝感染天花病毒导致全身脓疱，最后痛苦而死，其中有着多重原因。

第一，天花的季节性流行最盛期多数在春天与冬天。它的流行一般从阳历十二月开始，高峰在次年春季，不过理论上终年均可发生。专家认为，寒冷时节，人们聚居拥挤，接触密切，可助长天花的传播。这是天花季节性流行的原因之一。同治帝在阴历十月底开始出现症状，十一月达到高峰，十二月病亡，完全符合天花发病的季节规律，而该时段正好也是天花肆虐的隆冬时节。

第二，同治帝对天花缺乏足够的免疫力。他从小就与母后慈禧的关系不融洽。望子成龙的慈禧对小皇帝管教严厉，动不动就罚跪和训斥。成年后，同治帝在个人婚姻和政见问题上，又处处与独断专行的慈禧发生争执，但每次都处在下风。去世前不久的圆明园重修方案，又受到恭亲王奕䜣的掣肘，引发了一场叔侄之间的激烈冲突，最后在太后的调解下，以作为堂堂天子的皇帝被迫退让收尾。这一切都使得年少气盛的同治帝感到压抑，闷闷不乐，只好纵情于声色（虽然不至于游逛妓院）、犬马、美酒之中，本来就不甚健壮的身体自然有所削弱，免疫力大为下降。

当时，起源于南方的民间种人痘法已在北方乃至皇宫内广为传播，成为预防天花的手段，在满洲贵族中开展已约两百年了。这种中国本土原创的天花免疫接种手段，虽然一度独步当时，但也有一定的缺陷，即使接种成功也不能产生对天花永远的免疫力，一旦抗体在人体内消耗殆尽，对天花的抵抗力也就随之消失，人就再次暴露在病魔面前而浑然不觉。在19世纪后半叶，由英国人发明的更成熟的牛痘接种法已经在世界范围内得到认可，中国部分地区也有人尝试和接受。可是，满洲贵族依然沉湎于他们祖宗推崇的传统方法——种人痘，对西方的新生事物，从政治制度到医疗技术，都采取怀疑甚至排斥的态度。同治帝就没有接种牛痘疫苗的记录，这使得他，包括其他的皇室成员，错过了当时最先进的免疫技术提供的保护。

第三，天花病毒极为顽固。现代实验证明，存在于病患皮肤中的天花病毒可以存活一年以上。存在于尘土及衣被物品上的天花病毒仍可长期存活，在室温中达数月或更久，在零下10℃—零下15℃下甚至可存活4—5年。同治帝大概不知道人与物件的接触并不能完全避免天花的袭击。隆冬时节，即使他躲在深宫，自以为高枕无忧，不知道携带天花病毒的衣服、用具等物件已经把危险悄悄推到他的身上。

天花只可预防，不能根治，所有的治疗都是以缓解症状、营养支持、加强护理为主，现代也没有专门针对人体内病毒的杀毒治疗。病患能否闯过鬼门关，关键是看自身抵抗力和病毒入侵的强弱，很大程度上，不管是天子还是庶民，只能是听天由命了。

在漫长的历史过程中，中国人对天花早已不陌生。勤劳、智慧的中国人，难道就只能坐以待毙吗？

2. 兵来将挡，水来土掩

天花绝对是瘟疫名人堂里的元老级人物。

这种令人毛骨悚然的病毒其实并非中国原产。据考古资料证实，它源自北非的古埃及，公元前1143年去世的古埃及法老兰塞五世（Ramesses V）是迄今为止发现的最早的天花病人。

因为人们在他的木乃伊脸上清晰地看到天花痘疹结痂后留下的伤痕。

有人认为，大约在公元前 250 年，天花病毒辗转由匈奴传入中国。因在战争中由俘虏带来，故又名"虏疮"。从此，中原地区又多了一个人人避之不及的恶魔。晋代时，著名药学家葛洪在《肘后备急方》中已有相关记载，他说："比岁有病时行，仍发疮头面及身，须臾周匝，状如火疮，皆戴白浆，随决随生"，"剧者多死"。

天花究竟杀死了多少中国人，至今无法做出确切统计。但是，从世界范围来说，医学史上有一个估计，是 1.5 亿人！其中最著名也最典型的例证，发生在 1519 年。当年对天花大都已有一些抵抗力的西班牙人在征服美洲印第安人时，把天花带到了这块无辜的"新大陆"。结果，数千万人口的印第安人几乎灭绝，最后只剩下无力抵抗的一两百万人，印加帝国终于不敌为数不多的西班牙侵略军。

今天，人们从传世的画像中看到康熙皇帝的堂堂仪表。其实，宫廷画师是刻意掩盖了历史的真相——皇帝脸上坑坑洼洼的痘疹瘢痕！顺治帝不幸因天花而丧命，皇三子玄烨（康熙帝）却幸运地因天花而即位。他从小就跟天花打交道，刚刚出生不久就被送到西华门外的避痘处避痘。尽管层层设防，处处小心，不到 2 岁的时候，小康熙还是染上了天花。万幸的是，由于得到奶奶孝庄皇太后的悉心呵护，他从天花死神的魔掌中挣脱出来。7 岁时，他就永远失去了父爱，成为终生之痛。而自然得病的病患一旦侥幸痊愈，则获得了终身的天花免疫力。这是时人已经知道的规律，也是康熙帝最终能成为皇位继承人的首要原因。

能够以"四大发明"闻名于世的中国人，在医学上的贡献绝不仅仅只有张仲景的《伤寒杂病论》、华佗的"麻沸汤"和李时珍的《本草纲目》。相传，唐代名医孙思邈用取自天花口疮中的脓液敷在皮肤上来预防天花。又传，早在北宋时期，四川峨眉山有一医者能种痘以预防天花，被人誉为神医，后来被聘到开封府，为宰相王旦之子王素种痘获得成功。后来王素活了 67 岁。这个传说或有讹误，但也不能排除宋代已有产生人痘接种萌芽的可能性。

到了明代，随着国人对传染性疾病的认识加深和治疗痘疹经验的积累，人痘接种术正式在历史舞台上闪亮登场。清代医家俞茂鲲在《痘科金镜赋集解》中明确记载："种痘法起于明隆庆年间（1567—1572），宁国府太平县，姓氏失考，得之异人丹徒之家，由此蔓延天下，至今种花者，宁国人居多。"乾隆时期，医家张琰在《种痘新书》中也说："余祖承聂久吾先生之教，种痘箕裘，已经数代。"又说："种痘者八九千人，其莫救者二三十耳。"这些记载说明，至晚在 16 世纪，中国已逐步推广人痘接种法，而且世代相传，师承相授。医家总结出痘浆、旱苗、痘衣等多种预防接种方法。其具体方法是：用棉花蘸取痘疮浆液塞入接种儿童鼻孔中；或将痘痂碾细，用银管吹入儿童鼻内；或将患痘儿童的内衣脱下，穿于健康儿童身上。总之，医生通过人为方法使被种者产生轻度的天花感染，再通过中医精心护理，让他们安全度过天花期。被种者由此会对天花有了一些免疫力。

鉴于自身童年的不幸遭遇，视野、胸襟开阔的康熙帝亲政后就开展了大规模的人痘接种工作。皇宫中、社会上死于天花的人数明显减少。

1682年，康熙帝终于把种人痘作为一种制度确立下来。他在《庭训格言》中写道："国初人多畏出痘，至朕得种痘方，诸子女及尔等子女，皆以种痘得无恙。今边外四十九旗及喀尔喀诸藩，俱命种痘；凡所种皆得善愈。尝记初种时，年老人尚以为怪，朕坚意为之，遂全此千万人之生者，岂偶然耶？"

此后近200年，天花虽然并未被彻底征服，但其凶顽不可一世的势头终于被遏制住了。

人痘接种法的发明，很快引起国外的注意。俞正燮的《癸巳存稿》记载，康熙时，俄国遣人至中国学痘医。这是最早派留学生来中国学习种人痘的国家。种痘法后经俄国又传至土耳其和北欧。1717年，英国驻土耳其公使孟塔古夫人在君士坦丁堡学得种痘法，三年后又为自己6岁的女儿在英国种了人痘。随后，欧洲各国和印度也试行了接种人痘法。这的确是中国人对世界医疗卫生事业发展的突出贡献。

就在紫禁城高歌欢庆"降伏"了天花病魔的时候，经过文艺复兴洗礼的欧洲人也在潜心研究从大清国学来的民间种痘法，在人痘接种法的启发下，他们最后取得了突破性进展。

也许有人会问，既然人痘接种法已经被证实能较为有效地预防天花，且民间与宫廷均已开展多年，为什么贵为九五之尊的咸丰帝、同治帝还会感染天花呢？

三、故步自封的代价

在长跑比赛中，中途一路领先的人不一定就能第一个冲过终点。

最先发明的，不一定就是最完美的。

人痘接种法经过推介，在世界各地广为传播，拯救了数以千万的生命。但是，这种方法极其依赖接种者的个人经验，即使在最理想的医疗条件下，仍然会有约 2% 的死亡率，严重的时候甚至会造成将近一半的被种者死亡，还是存在一定的危险性。而且更要命的是，靠这种方法获得的免疫力并非持续终身，常常只有数年，而被种者却往往蒙在鼓里，以为万事大吉呢。

18 世纪后期，幼时种过人痘的英国乡村医生简纳 (Edward Jenner) 偶然发现，牛也会得一种类似天花的"牛痘"，但病情会比人得天花平稳得多。而挤牛奶的妇女很容易传染上牛痘，可她们一旦得过牛痘后就不会惧怕天花的传染。虽然那个时候科学家还没有能力找到天花的病原体——天花病毒，但简纳爱动脑筋并由此得到启发，想到这可能是牛痘使她们对天花产生了抵抗力。

1796 年 5 月 14 日，47 岁的简纳首次从正在患牛痘的挤奶女孩手上，蘸了一些痘浆（疫苗），并把这些东西接种在一个 8 岁的未患天花的男孩手臂上。六个星期后，简纳特意给这个勇敢的男孩接种天花痘浆，试验他是否发病。

没有人知道胆大包天的简纳是怎样说服小孩的父母和小孩本人参加这个和死神开玩笑的试验的，反正，如果在今天的医患关系和社会状态下，医生和科研人员都是绝对不敢这样做的，也许很多伟大的发明因此就和人类擦肩而过。不知道这是不是悲哀。

幸运的是，简纳一次就成功了。这个幸运应该属于全人类。

那个男孩安然无恙！这证明他对天花有了免疫力。后来，人们发现它的持久有效性远高于人痘法，而且操作起来更加安全。于是，可以完全替代人痘法的牛痘接种法终于面世，并不断完善。

约 10 年后，葡萄牙医生将牛痘疫苗从马尼拉带到澳门。此后，东印度公司的英国医生又把牛痘疫苗由澳门带到广州。从中国传出去的人痘接种法，经过改良，进化为牛痘接种法，在世界转了一个大圈子之后，又回到了它的故乡——中国。

不少地方官员参与了牛痘接种的推广，他们在许多地方成立了种痘局，为老百姓免费接种。1815 年，广州成立种痘处。1828 年，北京设立京都种痘局。牛痘接种法在中国大地上推广开来。

今天，我们不得不佩服简纳天才的想象力。其实，古老中国的统治者也不缺乏想象力，只不过他们喜欢把这种能力放在权谋之术上而已。

同样是在 1796 年，统治大清六十载的乾隆帝，为了不打破爷爷康熙帝在位六十一年的纪录，假惺惺地宣布退居二线，自封太上皇，让位于皇十五子嘉庆帝。不过，人人都知道，只要他还没进棺材，国家大事仍旧他说了算。

乾隆帝统治下的中国，达到了古代社会的顶峰。然而，巅峰也意味着下坡和衰落。此时，大清帝国之外的世界正在发生质变，闭关锁国的中国已经接近生死存亡的边缘，而大清，上自皇帝，下至大多数的黎民，对此一无所知，仍然盲目自大，继续做着"天朝上国"的美梦。

在退位前四年，英国马戛尔尼 (George Macartney) 使团以向乾隆帝祝寿为名开始了访华之旅。他们的真实目的是"取得以往各国未能用计谋或武力获取的商务利益与外交权利"。乾隆帝在热河接见了马戛尔尼。不料，接见前发生了一场令史家议论纷纷、感慨万千的礼仪之争：清廷要求使团成员行三跪九叩大礼，而马戛尔尼则要求用觐见英王的礼仪，行单腿下跪、吻手礼。

双方僵持不下，结果几乎不欢而散。乾隆帝极其不悦，当马戛尔尼抛出此行的真实目的——派使臣常驻北京，开放宁波、舟山群岛、天津为贸易口岸——之时，乾隆帝一口拒绝，他说，"天朝物产丰盈，无所不有，原不借外夷货物以通有无"，并警告他们不要再到浙江、天津进行贸易，否则必遭"驱逐出洋"。

乾隆帝的心态，其实正好代表了一大批国人。中国失去了一次又一次发展资本主义、推进工业化的契机，变得愈加与世隔绝，愈加孤立无助，完全落后于世界潮流。医疗技术就是一个很好的例子。

正是出于某种奇怪的大国心态，宫廷御医们对源自西方并已在民间流行的牛痘接种法视而不见，仍旧死死抱着祖传的人痘接种法不放，对这种旧法的弊端也听任不理。咸丰帝在 2 岁时，种人痘就险些失败，虽经精心调理保全了性命，但脸上却留下了无法抹平的麻点，成了继康熙帝之后的第二位"麻子皇帝"。可御医们仍然无意或者不敢改进已经落后的人痘接种法，也不愿试用来自海外的牛痘接种法。

此时的中国人和中国的统治者，早已失去对西方先进技术的求知欲，他们抱残守缺、墨守成规、故步自封。传统的人痘接种法对他们来说是不可动摇的，中国的一切都是优于外国的。于是，悲剧便在皇宫内外不断上演。顺治帝的后裔同治帝，在两百多年后再次成为了天花的猎物。而历史给予中国人的机遇也稍纵即逝。

　　1841 年 1 月，中英鸦片战争中，用坚船利炮取得节节胜利的英军，在香港岛第一次升起了他们的米字旗。北京紫禁城一片死寂和悲凉。第一次尝到丧权辱国滋味的同治帝的爷爷道光帝，还不清楚和自己交战了两年的敌人——英国，到底在哪个海岛上，是否与俄罗斯接壤，有多少国民。

　　曾经取得辉煌成就的文明古国，在此后的一百多年里屡屡徘徊在彻底沉沦的边缘，直到今天，尽管已脱胎换骨，今非昔比，依旧杂病缠身。这就是曾经故步自封的代价！

　　孙中山先生有句名言："世界潮流，浩浩荡荡，顺之则昌，逆之则亡。"不管你是否是一名有家国情怀的人，请记住，收起傲慢，敞开包容万物的胸襟，紧跟时代的步伐。

　　同治帝曾一度被讹传死于梅毒，现代医学可还他清白。然而，比他年长 5 岁的一位法国大文豪，却真真切切地被这种疾病困扰。

第七章

梅毒，情寄之疡

时间：公元 19 世纪下半叶

灾区：法国巴黎

疫病特点：性器官糜烂，晚期皮肤出现树胶样肿物，可合并精神失常

影响：文学天才与世长辞，创作黄金期戛然而止；社会风气堕落引人关注

一、莫泊桑，风流文豪

1. 小说之王，传神之笔

7 月 6 日，当笔者打开电脑，准备讲述一位文豪的生与死时，竟不经意地发现，历史会如此地巧合：120 年前的今天，是这位文豪的忌日！

居伊·德·莫泊桑（Henri René Albert Guy de Maupassant，1850—1893），19 世纪后半期法国杰出的批判现实主义作家，

一生创作了 6 部长篇小说和 356 部中短篇小说。代表作有《羊脂球》《项链》《我的叔叔于勒》《西蒙的爸爸》《两个朋友》《俊友》等。

他的文学成就以短篇小说最为突出，擅长从平凡琐屑的事件中截取富有典型意义的片段，以小见大地概括出生活的真实，文章布局精巧，文字如行云流水，叙事结合抒情，被誉为"短篇小说之王"，对后世产生了极大的影响，在世界文学史上书写了重要的一页。

出生于没落贵族家庭的莫泊桑，父亲是一个游手好闲、喜欢寻欢作乐、拈花惹草、没有固定职业的浪荡子。莫泊桑在诺曼底的乡间与城镇度过了童年，10 岁时曾随父母到巴黎小住，就读于拿破仑中学，后因父亲无行、双亲离异，随母又回到诺曼底。故乡宁静的田园生活与优美的自然风光给他留下了深深的印象，成为他日后文学创作的一个重要源泉。

他的母亲出生于书香门第，醉心于文艺。从小聪明伶俐、生性带有几分诗情的莫泊桑受到良好的文学熏陶，并在母亲的挚友、文学大师福楼拜（Gustave Flaubert）的指导下学习写作，后来还参加了以大作家左拉 (Émile Zola) 为首的自然主义作家团体的活动。可以说，天赋以及环境，再加上较高的起点，是他成名的重要基础。

莫泊桑的作品揭露了当时社会的黑暗面，抨击了统治阶层的腐朽、贪婪、尔虞我诈和荒淫无耻。在批判上层统治者及其毒化的社会风气的同时，他还描写了劳苦大众的悲惨遭遇，赞颂其正直、淳朴、宽厚的品格，对被侮辱、被损害的小人物寄予了深切同情。

1870 年，法国与普鲁士爆发战争。莫泊桑志愿入伍，作战勇敢。退役后，他辗转到公共部门任职，并担任巴黎一些有影响力的刊物的编辑。利用空闲时间，他继续创作小说，1879年完成了杰作《羊脂球》，获得巨大成功。这是莫泊桑经过长期写作锻炼之后，达到成熟的标志。

小说描写了普法战争期间，法国战败，一辆载着法国逃难者的马车在离开敌占区时，被一名普鲁士军官扣留。军官一定要车上一个绰号叫"羊脂球"的妓女陪他过夜，否则马车不许出境。羊脂球出于爱国心断然拒绝，可和她同车的那些"有身份"的乘客为了各自私利，施展各种伎俩逼她就范。羊脂球迫于无奈而牺牲了自己。但是，翌日马车出发时，那些昨天还苦苦哀求的乘客却突然换了一副嘴脸，纷纷疏远她，还冷嘲热讽。她觉得自己被这些沽名钓誉之徒用轻蔑给淹没了，他们牺牲了她，又把她当作一件肮脏的废物扔掉。

小说反衬鲜明，悬念迭起，引人入胜，写出了法国各阶层在占领者面前的不同态度，揭露了贵族资产阶级的自私、虚伪和无耻。

除此之外，人们对莫泊桑关于妓女羊脂球的外貌描写也赞不绝口。下面摘引小说的片段：

（她的）皮肤是光润而且绷紧了的，胸脯丰满得在裙袍里突了出来，然而她始终被人垂涎又被人追逐，她的鲜润气色教人看了多么顺眼。她的脸蛋儿像一个发红的苹果，一朵将要开花的芍药；脸蛋儿上半段，睁着一双活溜溜的黑眼睛，四周深而密的睫毛向内部映出一圈阴影；下半段，一张妩媚的嘴，窄窄的，润泽得使人想去亲吻，嘴巴里露出一排闪光而且非常纤细的牙齿。

羊脂球在莫泊桑笔下可谓娇艳动人，令读者过目不忘、浮想联翩。然而，天妒英才，1893 年，驰骋法国文坛十余载的风云人物莫泊桑，还差一个月就满 43 周岁，竟与世长辞，犹如昙花一般凋谢了。

人们不禁要问，为何这位刚过不惑之年、如日中天、尚未到人生黄金时期的大文豪如此匆匆地告别了人世？为何他的如椽大笔总能细致入微地刻画出年轻女子，特别是妓女的形象？

2. 泛滥的文豪情欲

艺术虽然高于生活，但也必然源于生活。

关于莫泊桑和他的名作《羊脂球》，很多人并不陌生，但是他荒诞及病痛的一生，则未必为许多人知晓。当你真正去了解他的时候，一定会瞠目结舌，着实大吃一惊。因为他的一生实在是太"丰富多彩"了，太过激烈动人了。他的才情，很大程度上来源于这些"热血沸腾"的经历。

人们常说，有其父必有其子。很不幸，莫泊桑也不例外。估计是受到父亲风流成性的不良影响，又或者从小生活在极不和谐的家庭环境中，压抑的心灵畸形地发展。年轻时的莫泊桑不谙世事，又任性好动，被称为"脱了缰的小马驹"。他很早就学到花花公子的伎俩，轻率地与一些浮荡女子交往，甚至寻花问柳。

莫泊桑是在对爱情的幻想中度过青年时代的。他最喜欢划船和游泳。18岁时，他在家乡海滩上看到很多来自巴黎穿泳衣的女郎。他贪婪地盯着她们，还设法结识了其中一位姑娘。他被对方媚人的笑容和优雅的风度迷住了，于是真心实意地写了一首表达爱意的诗献给她。但是几天后，当莫泊桑去拜访她时，发现她竟和几个男青年嘲笑着朗读他的诗。羞惭愤怒之余，内心滴血的他认为女人是虚伪、轻浮和被鄙视的生灵。她们在世界上存在的唯一理由，只是作为满足男人情欲的工具。对女人的这种成见，牢牢地控制了莫泊桑的一生。

普法战争后，他在巴黎谋得一个抄抄写写的小职位。烦琐的业务和那唯唯诺诺的生活，令他感到空虚、无聊和厌烦。一到假日，他就到塞纳河畔散步，偶尔也在河中游泳。这期间，他与五个酷爱水上运动的伙伴一起购买了一艘游艇，取名"玫瑰之夜号"。他们甚至成立了一个小社团，常常是吃喝无度、夜不归宿，和女人滥交直至精疲力竭。他们常常在游艇上带几个女伴，一起寻欢作乐，每次划船后和女人睡觉，甚至经常交换性伴侣，互相攀比情爱"业绩"，切磋"技艺"。莫泊桑来自乡间，也最喜欢乡间的漂亮姑娘，她们打扮朴素，体态丰满，头脑简单。他在一篇题为《绳子姑娘》的小说里就讲到了一段荒唐经历，这位绳子姑娘与五个男青年上床，怀了孩子也不知道是谁的。

莫泊桑原本喜欢与平民女子和妓女交往。到巴黎后不久，他又学会了跟贵妇打交道的礼节。他时常出国旅游寻找灵感，终因写作而名利双收，顺利进入了上流社会。此时，他不但在国内名声大震，在国外也很受欢迎，财源滚滚，购别墅、买游艇，同时扩大了社交圈子。莫泊桑本就体魄健壮，风流潇洒，仪表堂堂，颇得女人的青睐。随着他的名气越来越大，上流社会的女士对他也产生爱慕之情。闺阁小姐甚至写信给他表示景仰和心仪。莫泊桑讨女人的喜欢，除了才华横溢、相貌出众外，在性格上也很有特点。在他身上，既有野蛮的兽性，又有怜悯的人性，既天真又圆滑，既狡诈又真诚，既聪明又愚痴。这就是多才、多情、浪漫的莫泊桑！

对上流社会的贵妇，莫泊桑一方面为之倾倒，一方面又鄙夷地认为她们都是"加了奶油的面粉团……讲的都是那种话，用的都是那些词，就像是面粉团。她们在那种社会里的俗套，就是奶油"。

　　1886 年 1 月，比莫泊桑小十岁的弟弟走进了婚姻的殿堂。此时莫泊桑已经 36 岁了。听到消息，他茫然不知所措。他自己是否也应该考虑终身大事了呢？对他而言，婚姻只是空中楼阁，因为他认为没有一个女人值得终身相伴。他性欲极强，却对女人带有强烈的不信任感，于是不断地变换性伴侣。他也承认："我不爱她们，但她们逗我高兴。我觉得她们把我迷住了……"

　　被女人弄得晕头转向，莫泊桑就像吸毒上瘾似的，完全离不开她们。莫泊桑走到哪里，无论在巴黎、夏纳还是在国外，他都少不了找女人寻欢作乐。贵族妇人、饭馆侍女、农庄姑娘、半推半就的寡妇……都与他有染。不检点的生活，使莫泊桑迷失了方向，无法自拔。

　　当加入了欧洲文人的沙龙之后，要强率真、愤世嫉俗而又放荡不羁的莫泊桑就更加一发不可收拾了。那些文人聚在一起，常常在酒酣耳热之际，谈论甚至体验一些风月韵事。这些都深刻影响着莫泊桑自己的创作和生活，让他收获成功的同时，也饱尝了纵欲无度、糜烂浪荡种下的苦果，过早地透支了健康乃至生命。

　　法国作家左拉在莫泊桑的葬礼上致悼词："他文思敏捷，成就卓著，不满足于单一的写作，充分享受人生的欢乐。"这"人生的欢乐"，莫非指的是莫泊桑划船、游泳和追逐女人的游戏人生？对于这个终身未娶的作家来说，女性占有重要地位，既见于他的日常生活，也见于他笔下的人物。

阅女无数的放荡生活，成就了莫泊桑小说中的女人，尤其是妓女的形象。除了"羊脂球"，作品《菲菲小姐》的女主人公拉舍尔也是一名妓女。而《项链》、《俊友》等作品中，轻佻放荡的女子形象、寻欢作乐的场景比比皆是。这些描写贯穿于莫泊桑的作品中，也贯穿他的一生。与其说莫泊桑是用动人的文字描绘女性，不如说他是以自己的生命创造文学巨作。

思想太自由的人，身体往往也很自由，在他看来，已经没有什么可以阻止他去追求快乐了，包括年龄、性别、道德、责任、爱情、法律等，按照目前最流行的说法，"神马（什么）都是浮云"。

莫泊桑到底得了什么疾病？这是他纵欲的"罪与罚"吗？

3. 魔鬼的惩罚

与莫泊桑同一时代的爱尔兰裔美籍作家弗兰克·哈里斯（Frank Harris）在《年少轻狂》（*My Life and Loves*）一书中说："莫泊桑多次对我说，只要是他看上的女性，就一定能抱在怀里。"

大文豪长年累月纵情声色、流连风月，不生病才怪呢！

在 19 世纪的后半叶，现代医学已经在科学的道路上阔步前进，很多现代人耳熟能详的疾病在莫泊桑的时代也早已被不少欧洲人熟悉，比如梅毒。

据莫泊桑的医生给出的诊断，他二十六七岁就染上了可怕的梅毒。但他自恃年轻力壮，似乎对这种病并未给予足够的重视，依然沉湎于酒色之中。他在嫖妓的过程中，从她们的肉体上获得激情、灵感和素材，但放浪荒淫的私生活，让他感染上了这种性病。从此，他的身体每况愈下。

慢慢地，他的右眼出现麻痹，不时产生幻视，又常头痛、眩晕，苦不堪言。思维能力在日渐衰弱。后来，他的视力越来越差，有时候说话也颠三倒四。一位著名的眼科医生认为，他从 30 岁就开始"眼睛副神经节病变，有时更像大脑细胞核病变，很符合梅毒对神经系统的侵染"。

到了 1891 年，创作黄金期只有十多年的他，已不能再执笔写作了。

莫泊桑不得不服用乙醚和吗啡来止痛，剂量越来越大，以致后来没有任何药物可以缓解他的病痛。最后，各种药物和治疗方法都用过了，而疗效却越来越糟糕。头脑糊涂，幻觉屡现，他已被病魔摧残得不成人样。他对别人说："我想自杀以解脱……这就是离开尘世的逃脱办法。"在打算切喉自杀前十八天，他草拟好了遗嘱，只是突然想起要和母亲一起过新年，才暂时放弃了轻生。

1892 年 1 月 1 日，几乎病入膏肓的莫泊桑来到尼斯探望母亲，晚宴时突然发病——情绪狂躁，语无伦次，拿起锋利的刀子割向自己的喉咙。被仆人阻止后，他痛苦地大叫："我割了自己的喉咙，我真的疯了！"为了避免莫泊桑再次自杀，家人只得把他送到巴黎巴塞精神病院。谁也没想到，他再也没有从那里出来。

在差不多一年半的住院时间里，他又出现了抽搐和痉挛，病得无法站立，有时在无人看管时，竟趴在地上，用嘴舔着墙壁，有时又张着嘴巴，来回晃动着脑袋，流着唾沫，挂着鼻涕。他的一只眼睛已经彻底失明，原来气壮如牛的中年人，在病魔的折磨下形容枯槁，骨瘦如柴，面容苍老。一代文学大师的凄惨之状，令人不忍目睹。

经过无数次痉挛、抽搐和惨叫后，他陷入了昏睡，偶尔睁开一只痴呆无光的眼睛，发出一声无力而悲哀的嘶哑叹息。

1893 年 7 月 6 日，终身未娶的莫泊桑，孤独地、永远地闭上了双眼，离开了那个精彩纷呈的世界。

这个梅毒病患沉沦的灵魂，带着绝望而无助的哭喊，透过 120 年的时空，在纸张上隐隐浮现。

梅毒仿佛是潘多拉的盒子里飞出的死亡鬼影，紧紧地吸附在健康的躯体上，使之长出斑点，慢慢地，全身到处都长出令人作呕的疹子，像美艳的罂粟花凋谢后，那一颗颗流着白汁液的罪恶之果。梅毒流行是浮士德与魔鬼的交易，是人性阴暗与罪恶的表现，是上帝对人类的警示与惩罚。广东有一句话很生动："有几（多少）风流，就有几（多少）折堕（倒霉）。"

今天，梅毒用廉价的青霉素便可治愈。但是，在 20 世纪之前，欧洲与美国大约有 15% 的人得过这种当时无法治愈的慢性疾病，绝大多数无法痊愈。天才、名人也不能幸免。

身披黑衣、手握镰刀的死神，似乎格外关注那些天才。如果一般病魔征服不了他们，那么，梅毒总是最后一个出场。天才们支付了健康，换取了不朽的作品，到底他们和病魔谁输谁赢？但有一点是肯定的，强大的灵魂，更加需要强健的体魄作为依靠。善待自己的身体，不会有错。

梅毒为什么与性爱有着纠缠不清的关系？这是一种怎样的恶疾？

二、花柳暗病，臭名昭著

1. 人无行，病无情

在人类文明史上，相对于一些老牌瘟疫而言，梅毒只是传染病"名人堂"的晚辈，不过也是后起之秀。

医学史家们经过研究考证认为，梅毒来自美洲大陆。著名航海家哥伦布的业绩是家喻户晓的，但他至少有两种恶绩是一般人所忽略的，这就是带来了现在流行全世界的烟草与梅毒。1492 年，哥伦布的船队驶进美洲新大陆的时候，当地原住民的部落中，梅毒泛滥正凶，烟草也燃得正酣。当哥伦布率船队胜利返航，得意扬扬的水手们向欧洲人展示他们从未见过的烟草时，也把梅毒悄悄"馈赠"给了欧洲。于是，梅毒如同幽灵一般，在西班牙和法国两国的港口城市率先发难，几年之间，便蔓延到整个欧洲。这仿佛就是报应，就是美洲原住民的报复！

随着欧洲人航海梦的实现，这种疾病又随之漂流到亚洲，乃至中国。

对中国人来说，梅毒就如同马铃薯、玉米、番茄一样，是舶来品，它在民间也有一个和植物相关的名字——杨梅疮，估计是因为病患身上出现的疹子和杨梅有点类似吧。生活在16世纪的明代杰出医药学家李时珍，在巨著《本草纲目》中认为，梅毒在中国的流行次序是"自南而北，遍及海宇"。他又说："杨梅疮古方不载，亦无病者，近时（16世纪下半叶）起于岭表（广东地区），传及四方，盖岭表风土卑炎，岚瘴熏蒸，饮啖辛热，男女淫猥，湿热之邪蓄积既深，发为毒疮，遂致互相传染，然皆淫邪之人病之。"李时珍把梅毒的流行病学特点、传播途径、临床表现和易感人群等，解释得颇为到位。他最后认定，梅毒一定是行为不端者所独有的传染病！

到了明朝末年，医家对梅毒的认识进一步加深。名医陈司成曾在福建、广东一带行医，目睹了豪商阔客在商埠口岸嫖娼宿妓、荒淫纵欲，许多人因此患梅毒而形损骨销、口鼻俱废，惨况令他触目惊心，遂使他发奋研究这种传染病的诊疗。他不仅明确了性滥交在疾病传播中的关键作用，还发现无辜感染者的问题：他们并未贪淫，却亦得病，如先天遗传或后天接触病患的坐具等。真可谓，一人得病，累及妻妾，累及孩童，累及全家。

明代出才子，凡才子，多风流。说起风流才子，有人立即会想起唐寅，其实此君比起万历年间的剧作大家屠隆，充其量只是陪衬、跟班。屠隆，字长卿，当时社会上的热点人物，是一个在官场，在文坛，在娱乐圈，在色情场所，不断制造头条新闻的大玩家，常有情色方面的绯闻，淫荡的名声彻底盖过出众的文才，以至于现在没有多少人想起他有什么作品传世。结果，他理所当然地罹患了梅毒，从面部器官坏死糜烂开始，一直到耗尽身体为止。另一著名剧作家汤显祖就曾写诗给他，谈道："长卿苦情寄之疡，筋骨段坏，号痛不可忍。"屠长卿把感情寄托到妓女身上，妓女也就将梅毒病转移到他身上，可能首开中国文人梅毒死亡的纪录。这位死于梅毒的才子，其出格的风流水平，能不令人刮目相看吗？

如果能穿越时光隧道回到明嘉靖、万历年间，我们会发现，那时的北京也好，南京也好，小城镇也罢，妓院娼馆充斥市井，妓女娈童诱色卖身，房术秘辛大行其道，淫具媚药堂而皇之，绝对不似今天所谓的成人保健店那样，在夜间躲躲闪闪、猥猥琐琐地亮起一两盏害羞而隐晦的招牌灯。《金瓶梅》就是这一时期盛行的小说，也是这种风气下的产物，充分表现出那个时代的淫乱特色。如果作者懂一点医学，大概西门庆在他的笔下，会被写成中梅毒而毙命。

2. 病魔验明正身

梅毒（Syphilis）臭名昭著了数百年，中国人开始认为是瘴气引起的，欧洲人则认为是"上帝的惩罚"，直到 20 世纪初，关于它的真相和秘密才被人类所洞察。

原来，这种性病是由梅毒螺旋体（又称苍白螺旋体，Treponema Pallidum）引起的慢性传染病。德国科学家霍夫曼（Erich Hoffmann）和绍丁（Fritz Schaudinn）在 1905 年最先发现了该微生物。梅毒螺旋体柔软纤细，活力十足，在其前端长有 4—6 根鞭毛样的细纤维束，动个不停，有如《射雕英雄传》里梅超风的"九阴白骨爪"，极其诡异。它在人体内可长期生存繁殖，只要条件适宜，便以横断裂方式一分为二地进行繁殖，喜欢在阴暗潮湿的环境中鬼鬼祟祟地生活，这就是它常常寄生在男女性器官附近的重要原因。但它对外界的抵抗力很弱，对化学药品也很敏感，在体外不易生存，曝光、煮沸、干燥、肥皂水和一般的消毒剂（如石炭酸、酒精等）很容易将它杀死。梅毒螺旋体尤其不耐高温，40℃—60℃的环境下，它 2—3 分钟就会死亡，100℃时则立即丧命。因此，将怀疑被污染的衣物放于阳光下曝晒，或放在干燥的环境中储存；将用具煮沸或用化学药品消毒，都能使这种可恶的微生物断子绝孙，从而阻止它造孽作恶。

可惜，梅毒螺旋体对人类特别痴情，对其他生物反而视而不见，这就注定了人类成为梅毒传染的唯一来源。

了解了梅毒螺旋体的生存方式，我们就不难理解，梅毒主要是通过性交接触传染，除了性器官互相接触外，也会由性器官通过口唇或手接触传染，其他途径还包括哺乳、手术、输血、接吻、医护人员检查、护理病患、直接接触病患血液等，因此在医院里为梅毒病患检查、护理、手术时用过的器械、衣服和被褥必须消毒。但是，公交车的拉环或楼梯扶手等公共设施，由于脱离人体，接触光线较多，又多暴露于干燥环境，一般不会传播梅毒。

梅毒螺旋体入侵人体时，通常选择皮肤或者黏膜的破损处，形成进攻突破口。这些初始的部位也被侵犯得最严重。人类感染后，螺旋体会很快散播到全身，从宿主细胞获得一种叫黏多糖的物质，作为营养。人体细胞中的黏多糖由此遭到分解，组织遂受到损伤破坏，开始出现溃疡，几乎全身所有的器官、组织都无一幸免，所以，梅毒的临床表现牵连全身，多种多样，非常复杂。

梅毒是一种慢性传染病，病程缓慢。梅毒螺旋体仿佛是一批高级特工，可向人体各器官组织渗透，也可潜伏多年甚至终身没有临床表现。梅毒从传染来源可分为后天梅毒（获得性）和先天梅毒。后天梅毒尤其值得关注，主要是性滥交的恶果。

让我们先看看后天梅毒的"发迹史"吧。

在长期的病程中，由于人体的抵抗力和反应性会不时发生改变，所以症状也时隐时显。一般可分为一、二、三期。第一期称为"下疳期"，也就是梅毒螺旋体进入人体后，一般经过2—4周，在性器官阴茎、阴唇、阴道口等处发生炎症反应，这些突出皮肤表面的颗粒叫"硬下疳"（Hard Chancre，Ulcus Durum），也叫"一期梅毒"。第二期为"斑疹期"，与第一期合称早期梅毒，两期的传染性极强，梅毒螺旋体在人体内扩散，皮疹遍布全身，以四肢更明显，典型的症状为皮肤斑疹。第三期为"晚期梅毒"，会严重损害心脏和大动脉，造成心血管病变，并侵蚀脑和脊髓，引起视力受损、神经病变，不过此期传染性很小。

硬下疳，初起患部微红，逐渐出现硬结，直径约1厘米，单个，偶有两三个。绝大多数出现在阴茎冠状沟附近，偶见阴茎体、阴唇系带、尿道、耻骨部位。下疳表面也可破溃糜烂，合并感染其他细菌时惨不忍睹、臭不可闻。不过病患大多对此不觉疼痛。由于人体局部有免疫能力，下疳可不治自愈，自动消失，梅毒螺旋体的第一波攻击暂告一段落，但并不意味着它就此罢休。

潜伏在体内的梅毒螺旋体会继续繁殖，在初次感染后三个月左右，大量梅毒螺旋体进入血液循环，产生广泛的第二期梅毒皮疹。这是它的第二波攻击。此时,病患皮疹(不限于性器官)多呈红、棕或青色玫瑰状皮疹（又称蔷薇疹）或斑疹型梅毒疮,惯发于躯体前、侧面和上肢，对称，不融合，圆形、椭圆形或稍不规则形都有，可谓"琳琅满目"。由于人体存在一些免疫力，第二期同样可不治自愈，梅毒螺旋体再次偃旗息鼓，进入静止的潜伏状态。如未彻底治愈，在感染后两年之内仍会复发，皮疹更趋糜烂，称为第二期复发的梅毒疹。

以上的早期梅毒期限为两年左右，超过两年即进入第三期，即晚期梅毒。

晚期梅毒的损害不仅限于皮肤黏膜，还可侵犯许多内脏器官，尤其擅长侵蚀心脏瓣膜、动脉血管壁和脊髓、脑等部位的神经组织，破坏性强，后果极其严重，但发生时间晚（感染后2—15年），病程长，可危及生命，好发于40—50岁。主要因未经正规抗梅毒治疗或治疗时间不足，用药量不够引起，人体内外环境失调亦有一些关系。过度饮酒、吸烟、身体衰弱及患有结核等慢性病者更易发生，预后不良。这就是梅毒螺旋体的第三波攻击，也是致命一击。

晚期皮肤黏膜的梅毒病变很有特色，分为结节型梅毒疹和梅毒瘤两种，多发于头部、前臂、肩胛等处。后者又称树胶样肿（Gumma），初发如豌豆大小，渐增大如蚕豆乃至李子大或更大，坚硬，触之可活动，数目多少不定。开始颜色为正常皮色，随结节增大，颜色逐渐变为淡红、暗红乃至紫红，结节容易坏死，可逐渐软化，破溃，有稠厚的树胶样分泌物，可形成特异的圆形、椭圆形、马蹄形溃疡，境界清楚，边缘整齐隆起如堤状，好发于头皮、前额及小腿关节等处，上腭及鼻的树胶样肿可致硬腭、鼻中隔穿孔，形成具有特征性的鞍鼻等丑陋外观。树胶样肿还可侵及骨及软骨。

三期梅毒感染 10—20 年后可发生内脏损害，主要是梅毒性心脏病、主动脉瘤、主动脉夹层以及脊髓痨、麻痹性痴呆等神经系统病变。

先天梅毒也称胎传梅毒。梅毒螺旋体通过患病孕妇经胎盘进入胎儿血循环，引起胎儿的全身性感染。梅毒螺旋体在胎儿的肝、脾、肾上腺等器官大量繁殖，导致流产、早产、死胎或生出活的梅毒儿。这些小儿早期病变有梅毒性鼻炎、梅毒性天疱疮和斑丘疹，晚期呈现锯状形牙齿、先天性耳聋和间质性角膜炎等，形貌和功能严重受损，贻害终生。他们大多是在娘胎内被不检点的母亲传染的，非常无辜和可怜！

在科技昌明的现代，静脉注射青霉素可以把体内的梅毒螺旋体歼灭，但是彻底剿灭仍有难度，当病患的梅毒螺旋体被清除后，人仍可再次感染，而且重复出现一期梅毒的症状。此病周期性潜伏与再发的原因可能与体内产生的免疫力有关，如人体免疫力强，梅毒螺旋体便能缩成一团，变成颗粒形或球形，收起锋芒，韬光养晦，在体内一些部位潜伏起来，伺机而动。一旦人体免疫力下降，梅毒螺旋体又重出江湖、兴风作浪，侵犯体内某些部位。所以，拥有现代化的武器，还不如保持洁身自好的修养和习惯。

3. 大文豪的堕落归宿

虽然文献资料没有显示莫泊桑的体表病变，但他在 30 岁之前就被医生诊断患有梅毒，应该是可信的，因为这种病在 19 世纪十分常见，有经验的医生都能做出合理的判断。但在莫泊桑的时代，人们只能用含有汞的制剂外用于患处，这虽可杀灭体表的部分梅毒螺旋体，但对于体内广泛存在的梅毒螺旋体大军却鞭长莫及。更何况，莫泊桑一味地风流快活、醉生梦死，妓女们就不断地把身上暗藏的梅毒螺旋体转移到大文豪身上，其身体成为源源不断的梅毒螺旋体最理想的落脚点。于是，莫泊桑反复受到它们的侵袭，肌体被搞得千疮百孔，最后发展到不治身亡。

关于莫泊桑的症状，最明显的就是右眼视力下降，反复出现头痛、头晕，其后出现抽搐和精神失常。这些都可从三期梅毒的症状表现里找到吻合点。

梅毒螺旋体在三期梅毒阶段，可以侵犯脑血管、脑膜、脊髓和脑组织，造成梅毒性脑膜炎等严重并发症，甚至合并脑损害。病患颅内压力增高，可表现为头痛、恶心、呕吐、抽搐、失语和偏瘫。医生检查时，常发现他们精神错乱、谵语和视神经乳头水肿。有时视神经会被直接侵害，导致视力下降或丧失。

全麻痹性痴呆是由梅毒螺旋体损伤脑实质而致的脑膜大脑

炎，常在感染后 15—20 年发病，病程长，迁延多年。特征为同时有精神病学和神经病学表现。早期主要表现为精神异常，包括渐进性记忆丧失、智力受损和性格变化。之后，出现辨别力下降、情绪不稳定、妄想和行为异常。病患还会有手指震颤和书写、语言障碍。未经有效治疗者，发生症状后数月至五年内即可死亡。文思如泉涌的莫泊桑去世前几年即已丧失了写作能力，从出现明显的精神失常到死在精神病院，时间跨度约一年半，符合三期梅毒的自然病程。

江山代有"恶魔"出，各领"毒"骚数百年。

20 世纪下半叶，随着医药学日新月异的发展，在性病界称雄数百年的梅毒，开始有点没落，被人类逐步征服。它不再是不治之症。

正当有些行为不端的人因此而开始欢呼雀跃、纵情声色时，一个比梅毒更可怕的怪物突然在 20 世纪 80 年代浮出水面，张开血盆大口，令梅毒黯然失色，令全世界大惊失色。梅毒不曾退隐江湖，新的传染病领军人物就已经举起恐怖大旗，向人类发起新一轮的挑战。

它是艾滋病，即后天免疫缺乏症候群（Acquired Immune Deficiency Syndrome，AIDS），是因感染人类免疫缺陷病毒（Human Immunodeficiency Virus, HIV）后导致免疫缺陷，并发一系列机会性感染及肿瘤，严重者可导致死亡的综合征。这种一度在同性恋者中流行的瘟疫，主要通过性交、输血等方式传播，能把人类的免疫力完全摧毁，大大小小、或强或弱的细菌、病毒均可对毫无防备能力的躯体长驱直入、大肆劫掠。艾滋病患就像是一个没有盾牌、没有盔甲、赤身裸体的武士，在格斗场上，面临无数虎视眈眈、手持利刃的敌手。

目前，人类还没有找到消灭体内 HIV 的办法，不管是药物还是仪器。此外，针对 HIV 的疫苗也暂时仅存于构想之中。这就意味着 HIV 还能在相当长的时间内，在与人类的交手中占据上风。虽然人类总是发出"魔高一尺，道高一丈"这样的豪言壮语，也确实能研制出可以遏制 HIV、延长艾滋病患寿命的疗法，但是从根源上说，有效的防范胜过神奇药剂。

梅毒如此，艾滋病也如此。

三、情爱诚刺激，爱情价更高

情爱是物欲横流的产物，爱情是执子之手的承诺。

如果说爱情的定义是"被对方的魅力所吸引，因而产生了一种强烈的思念和爱慕之情"，那么，情爱的定义就是"被对方的魅力所吸引，因而产生了一种强烈的欲望和冲动之感"。

从古代到现代，爱情和情爱从来都是这个世界上最为重要的非理性力量，不同的是，前者与富贵贫贱、门当户对相抗衡，后者则与自律自爱、单纯专一相对垒。爱情的殉道者是焦仲卿和刘兰芝，情爱的表演者是西门庆和潘金莲。

每个人的内心，都藏着白色的天使和黑色的魔鬼。天使总是在人们产生欲望的时候，教导人们克制，引导人们要做一个端端正正的人；魔鬼呢，在人们的欲望萌芽之时，总是纵容人们去满足，去发泄，甚至去为所欲为。当天使被魔鬼压制的时候，人也就开始失控，就像一艘在大海中坏掉航海罗盘的船，或许能侥幸地漂移到孤岛上搁浅，但更多的时候，是撞在坚硬锋利的礁石上，粉身碎骨。

肾上腺素喷涌而出时，相信的，是自己的身体而不是思考。这就是莫泊桑们的通病。冲动爆发之际，如同狂风卷起千堆雪浪，冲向云霄，自诩强悍的生命在激荡中，成就了天才的构想、华丽的符号、绚烂的色彩，也获得了无穷的快感。当一切归于平静的时候，天才的身躯，也许就是退潮后的沙滩，一片狼藉，一片死寂。

从淋病，到梅毒，再到艾滋病，所有的一切灾难都仿佛是上天刻意给人类施加的魔咒和戒律。人之所以为人，就是因为他们懂得如何珍藏爱，而不是发泄"爱"。

虽然人总是在文明的道路上奔跑，但这只是物质的文明，因此，他们只是更多地发明新的武器去摧毁对手、研制新的药剂去杀灭病菌，而在精神的发展层面上总是滞后和迟钝，以至于科学越发达，人的放肆就越荒唐。当莫泊桑们被梅毒折磨致死后，人类发奋图强研制出青霉素，然后沾沾自喜地继续纵欲。

于是，上天就把艾滋病这个魔鬼从地狱里放出来，让它具有在人体内躲避所有药物杀伤的超能力，作为惩戒。当人类不甘失败，把保险套设计得无懈可击时，又不知道上天会让哪一个魔鬼降临到人间。真正"魔高一尺，道高一丈"的是上天，是大自然。人类不可能彻底战胜自然，就如同孙悟空永远跳不出如来佛的五指山一样。因为自然规律才是永恒的力量，而自然规律就是排斥贪婪的欲望，就是要世间万事万物保持节制和平衡，不容过滥。

大多数人在谈论爱情的时候，他们所谈论的只是欲望。欲望很简单，爱情很复杂。情爱是迷乱，爱情是专一。

人的一生中见过成千上万的异性，也会对其中的很多肉体产生欲望。但只有一个，让人甜蜜爱慕，苦苦思念，让人觉得他或她，全身上下无一处不可爱，让人竟说出"至死不渝"这样的傻话来。爱情就是连自己都百思不得其解的化学作用，充满了机缘巧合。

《诗经》里说："青青子衿，悠悠我心。纵我不往，子宁不嗣音？"仅仅是衣领的一角，就让人不能自拔。

《红楼梦》里，贾宝玉和林黛玉相爱至深，却从未相互说过一句"我爱你"，只有两颗心相互吸引和印证的过程。贾宝玉只说："你证我证，心证意证，是无有证，斯可云证。"爱意是不必吐露和证明的。

这样的爱情，是失传已久的天才技艺，似乎只存在于史书泛黄的纸页以及游吟诗人喃喃的细语中。

一位先生车祸受重伤，一个月做了 4 次开颅手术。结婚 20 年的妻子 24 小时不停地呼唤他，助他度过了一生中最危险的 29 天。看来，只有爱情，才是宇宙间独一无二的，才是恶魔敬而远之的。

当某一天，你经过一间打折店时，也许会从橱窗里读到这样的文字：这儿所有的货物都打折，唯有爱情保价！

才子莫泊桑是否懂得真爱，人们不得而知。在欧洲，还有一位杰出的文学家，名垂千古。他倾情写下了歌颂真爱的《阴谋与爱情》，可惜，也是因为传染病而早早离世。他是谁呢？

第八章

肺结核，毒焰燎人

时间：公元 18—19 世纪

灾区：德国魏玛

疫病特点：长期低烧、咳嗽、咳痰、咯血，逐渐消瘦

影响：大量民众病残、病亡，促使科学家在微生物学和医药学领域不懈探索

一、席勒，《欢乐颂》绝唱

1. 一颗追求自由与博爱的心

> 欢乐，欢乐，欢乐女神圣洁美丽
>
> 灿烂光芒照大地
>
> 我们怀着火样热情
>
> 来到你的圣殿里
>
> 你的威力能把人类

重新团结在一起

在你的温柔翅膀之下

一切人类成兄弟

1785年10月的某天，在德国德累斯顿的近郊，一位诗人应邀参加一场婚宴。宴会上，他被新人的幸福、朋友的热情和现场的欢乐气氛深深感染，随后写下了这首颂诗。

诗人写了欢乐，更写了爱，这种爱超越时代，超越种族，超越地域，超越国界，两百多年来深入人心。这首诗，后经伟大的音乐家贝多芬谱曲，成为他《第九交响曲》第四乐章的主要部分，歌词便与优美的旋律一起传遍了世界，在人们心中久久回荡。

这就是《欢乐颂》（*An die Freude*），作者席勒。如今，《欢乐颂》作为欧洲联盟的盟歌，代表着欧盟的理念——自由、和平、团结，一次次地唱响，高扬着诗人对自由、平等、博爱的追求："你温柔的翅膀飞到哪里，哪里的人们就结成兄弟……亿万生民，互相拥抱吧！把这一吻送给全世界！"

约翰·克里斯多夫·弗雷德里希·冯·席勒（Johann Christoph Friedrich von Schiller，1759—1805），德国著名诗人、历史学家、哲学家及剧作家，有"德国诗圣"、"德国莎翁"之称。

席勒出生于一个贫穷之家，父亲是军医，母亲是面包师的女儿。童年时代，席勒就对诗歌、戏剧有着浓厚的兴趣，少年时接受过严格的军事教育，青年时还读过医学，其间接触了莎士比亚、卢梭、歌德等人的作品，逐渐走上文学创作之路。

21 岁时，子承父业，席勒在斯图加特谋得了一个军医职位。但他对这份工作毫无兴趣，将全部的激情投入到文学创作之中。第二年，他创作的戏剧《强盗》在曼海姆上演并引起轰动，作品对专制统治、宗教束缚和社会腐败的抨击讽刺引起了巨大的反响。当时人们潮水般地涌入狭窄的礼堂观看戏剧。有些评论家甚至认为席勒就是德国的莎士比亚。

随后，这位追求自由的"叛逆"青年受到统治阶层的迫害。不久，席勒逃离斯图加特，开始了颠沛流离的寄居生活。这期间他辗转多个城市，生活全靠朋友资助，但创作却从未停止。《阴谋与爱情》、《欢乐颂》、《唐·卡洛斯》等脍炙人口的剧作和诗歌都是这位才华横溢的前军医这一时期的作品。

1786 年，席勒前往魏玛。次年，在著名文学家歌德（Johann Wolfgang von Goethe）的举荐下任耶拿大学历史学教授。1794年，席勒与歌德正式结交，很快成为挚友。在歌德的鼓励下，席勒进入了人生中第二个旺盛的创作期。两人共谱了德国文学史上的华彩篇章。

这两位文化巨人一同创建的、迄今仍耸立在魏玛的民族剧院成为德意志民族文学的标志，为后来德国的统一起到的凝聚作用是不可低估的。

席勒是德国古典文学史上仅次于歌德的作家。1805 年 5 月，

46 岁的他不幸逝世于魏玛，歌德为此痛苦万分地说："我失去
了席勒，也失去了我生命的一半。"27 年后，歌德辞世，遵照
遗言，他被安葬在席勒的墓旁边。

如果说莎士比亚的戏剧离不开基督教，那么，席勒的戏剧
则离不开民族与国家。他襟怀旷达，思想高远，热情洋溢，眼
光深邃。这位伟大的文学家，为什么在 46 岁就撒手人寰了呢？

2. 一个孱弱的躯壳

席勒自幼多病，长得白皙纤弱，又爱好文学，颇有点男版
林黛玉的模样。多年的流亡生活，居无定所，食不甘味，再加
上繁重的写作任务和很不规律的作息习惯，"夜猫子"席勒早
早就被病魔盯上了。

1791 年，年届 32 岁时，席勒人生中的第一场大病降临了。
他发着高烧，咳出带有血的黄脓痰，不得不从讲台上暂时退下，
躺在病榻上静养。当时的治疗方法不过是放血，使用发泡硬膏、
催吐剂和泻药而已。病人恢复缓慢。这场大病使他在病床上足
足躺了好几个星期，对此，他抱怨道："我常常感到胸口阵痛，
在深呼吸或呼吸加快时，胸部右侧刺痛特别明显，这表明右肺
有炎症。咳嗽不止，偶尔还会觉得憋闷。"本身就是医生的席勒，
对自己的病况描述得很详细。

病情得到暂时缓解后不久，席勒又一次遭受了重病的袭

击。他自述道："呼吸是如此的困难，我尽力来获得空气，每一次呼吸似乎都导致气管破裂……高烧让我非常怕冷……右胸的剧烈疼痛没什么好转。"1791 年 6 月，当时的一家报纸居然登出了席勒的死讯。也许上帝不忍，也许席勒还算年轻，这次的重创，他暂时挺了过来，但是长期的病痛折磨却从此持续了十多年。

1805 年初，席勒已经变得弱不禁风了。5 月 1 日，他生命中的最后一场大病袭来。那天晚上，他决定去歌剧院度过一个难忘的夜晚，对他而言，舞台的氛围始终具有魔术般的吸引力。他在动身时，在家门口遇到了歌德。他俩一起走了一段路后相互道别。谁都没有想到，这一别竟成永诀。在歌剧院入口，一位演员看到席勒后非常惊讶，他回忆道："席勒看上去十分痛苦，脸色苍白，目光呆滞，似乎还在发烧。"

演出结束时，搀扶席勒的人发现，他浑身发冷，牙关抖动不已。好不容易回到家中，他倒头便睡。第二天一早，仆人们看见他虚弱地躺着，处于半醒半睡的状态，眼皮下垂，耷拉着脑袋，每一根神经都似乎在剧烈地痉挛抽搐。当女佣把一个柠檬送到跟前的时候，他急匆匆地伸手去抓，好像要一口吃掉，但又用无力的手将它无可奈何地放回果盘。整个晚上，席勒高烧不退，昏迷不醒。第三天醒来时，他让人把幼子带到病榻前，吃力地转过身来把孩子拉到身边，无比痛苦地看着爱子，好像在为他祈祷。突然，席勒失声痛哭，哭得非常伤心，看来，他是预料到自己不久就要与爱子永别了。

他让仆人把窗帘打开，他要看到灿烂的太阳，他要看到美丽的晚霞，他要向大自然告别。

5月6日，匆忙赶来的医生听到了他的喉咙发出阵阵呼噜声。他无法把气管里的痰顺利咳出。脉搏变得非常微弱，他开始烦躁不安，在床上辗转呻吟，咳出颜色很难看的痰液，脸部不停地抽搐。慢慢地，他又进入了昏睡状态。

5月9日傍晚6点30分，席勒的脑袋在枕头上一歪，以最安详的姿态展示出他曾经俊朗的面孔。他，永远地睡着了。

这位德国的诗圣，患了什么不治之症呢？

3．白色瘟疫

很多人在昏睡的时候会产生朦朦胧胧的幻觉，往往看见少年时代的自己。不知道弥留之际的席勒，是否也梦到27年前19岁的自己。

那一年，还在攻读医学的席勒亲手撰写了一份尸体解剖报告。被研究者是他不幸病故的17岁同窗。席勒在进行了仔细的探查和分析后，对病人的肺部描述得很是详尽："肺部的一些部位感染发炎，并伴有一些小小的白色硬结。"

从病理学的角度看，这很像是肺结核（Pulmonary Tuberculosis）。当时的欧洲人对这种称为"白色瘟疫"的疾病并不陌生，因为它太常见了，夺去任何人的生命都再正常不过。而席勒很可能在与学友的相处中被这个病魔纠缠上了。

按照人们的经验，肺结核常常造成一种很有特征性的形貌：体态瘦长，头发红色。而青年时代的席勒正是如下的模样：骨瘦如柴，一头红色卷发，一张缺乏阳光照射的苍白脸庞，鹰钩鼻子衬托着的一双灰色眼睛，深深地埋在红色的眉毛之下。双侧脸颊凹陷，似乎看不见血色。他的声音甚至有点尖细，让人听了不太舒服。

白色瘟疫，不同于天花、霍乱经常快速夺命，它是慢性虐杀的施暴者，似乎不把人折磨得只剩下一具骷髅，就不肯罢手。然而，它与文学、艺术的渊源，古今中外竟然都出奇地深。

法国文学家小仲马在《茶花女》中这样刻画一位女主人公："在夜宵快结束时，玛格丽特一阵狂咳，这是我来到她家里以来，她咳得最厉害的一次，我觉得她的肺好像在她胸膛内撕碎了。可怜的姑娘脸涨得绯红，痛苦地闭上了眼睛，拿起餐巾擦着嘴唇，餐巾上随即染上了一滴鲜血。"

素白加上些许血丝的憔悴面庞看起来更让人怜爱。曹雪芹的《红楼梦》中，林黛玉同样在肺病的折磨下，咯血不断，最终香魂一缕随风散，也永远在读者心中留下了她"病如西子胜三分"的形象。病态美，在中国人的审美情趣中，曾经长期占据着一席之地。

在 18 世纪、19 世纪的西方社会，结核病，更准确地说是肺结核，被视为一种浪漫的疾病，患有肺结核的人被认为会具有更加敏锐的感触。肺结核病患面色苍白、身形消瘦，正好符合当时大众的审美。这种疾病被说成象征着精神的纯洁。而午后出现的潮红又为病患苍白的脸上增添了一缕红晕，看起来颇为"优美"。结果，许多上流社会的年轻女性故意将她们的肤色装扮得更加苍白以获得类似患有肺结核的外表。英国诗人拜伦甚至写过："我希望自己能死于肺结核。"于是，肺结核逐渐成为一种时髦的疾病，一种艺术家的疾病。它甚至影响了文学家和艺术家的创作和思想，乃至社会风气。"面色苍白，身体消瘦，一阵阵撕心裂肺的咳嗽……"这样的描写比比皆是。淑女们常被描写得极为纤弱，极容易昏倒，而且有阵发剧咳。当时的服饰也反映了肺结核的流行，例如男士们穿的高领衣服，仿佛就是为了隐藏颈部的结核性淋巴结炎。

除了席勒，还有许多文学名流都患有肺结核，名单长得令人颇感意外：巴尔扎克、雪莱、爱伦·坡、契诃夫、莫里哀、卡夫卡、梭罗、勃朗特姊妹等。诗人在这里面又显得十分突出，并且大多英年早逝。忧郁成为那个时代这一疾病的主要症候，这种消极与婉约竟孕育出大量绝佳的诗句。英国诗人约翰·济慈（John Keats）在《夜莺颂》中就这样写道：

> 这使人对坐而悲叹的世界；
>
> 在这里，青春苍白、消瘦、死亡，

有几根白发在摇摆；

在这里，稍一思索就充满了

忧伤和灰色的绝望，

而美丽保持不住明眸的光彩，

新生的爱情活不到明天就枯凋。

……

我几乎爱上了静谧的死亡，

我在诗思里用尽了好的言辞，

求他把我的一息散入空茫；

而现在，哦，死更是多么富丽：

在午夜中溘然魂离人间，

当你正倾泻着你的心怀

发出这般的狂喜！

……

他还说过一段著名的话："我能尝到我嘴里的血腥味，这种血腥味意味着我的死亡。"26岁时，患肺结核的济慈竟然一语成谶。

在音乐家中，死于肺结核的也不乏其人。钢琴大师肖邦因患肺结核，在39岁时去世。19世纪法国女小说家乔治·桑这样说过："肖邦的咳嗽中显现着无限的优雅。"1840年，在法国尼斯的一个房间里，小提琴家帕格尼尼死于肺结核，终年

58 岁。

这都是些青史留名的人物。或许，结核的存在使他们显得颇有点吟风弄月，附庸风雅，甚至矫揉造作，然而，真正的瘟疫，不可能是人类的朋友，它的存在，只能是痛苦和苦难，而不是浪漫与潇洒。那些普普通通的老百姓，受到肺结核残害的，更是不计其数。截止到 20 世纪中叶，肺结核在全世界，尤其是欠发达地区，一直广泛流行，散布到社会的每个角落、各个阶层，生活困顿的人更成为了肺结核攻击的首要目标，而且是当时造成死亡的主要原因，被人们称为"巨大的白色鼠疫"。今天，结核病仍然是世界范围最严重的公共卫生威胁之一，人类丝毫不能松懈。

二、白色瘟疫，耗尽血气

1. 结核，人类如影随形的魔鬼

结核病的历史，本身就是人类历史的一部分。

这种"白色瘟疫"有记载的历史，可以追溯到 7 000 年前的地中海沿岸。科学家在当地的人类椎骨化石中发现了结核的痕迹。在公元前 3000—前 2400 年的埃及木乃伊身上，研究者也发现了肺结核的主要病理特征——结核结节。中国 1972 年在湖南长沙马王堆一号墓出土的 2 100 多年前的女尸，其左肺上部及左肺门发现有结核钙化灶，证明她生前曾患过肺结核。这是中国有证可查的最早肺结核病人。

大约在公元前 460 年，西方医学的奠基人古希腊医生希波克拉底就对肺结核做了描述："这是目前流行最广泛的疾病，症状包括咯血与发烧，而且这种病通常是致命的。"在工业革命之前，欧洲甚至有人认为肺结核是吸血鬼导致的。通常家庭中有人因肺结核去世后，其他的成员也会相继死去，人们觉得这是由于最早去世的人摄走了家庭中其他人的生命。更令人奇怪的是，肺结核病患表现出了与传说中吸血鬼同样的特征：红肿的眼睛，苍白的肤色，嘴唇边残留着血迹。民间还有观点认为这种病是由于病患的灵魂在夜晚被精灵召唤而去。

在中国，肺结核有一个更为通俗的名字——肺痨。中医对痨病的记载和研究可谓历史悠久，最早见于《黄帝内经》。中国传统医学认为，这种病是由于正气不足，感染了"痨虫"所致。我们老祖宗的这种解释似乎比近代欧洲人的更接近真相。肺结核病患由于长期被疾病侵蚀、折磨，导致营养不良、形貌颓唐，甚至发育异常。那些瘦骨嶙峋、脸色惨白、有气无力的可怕模样，再加上一人得病、四邻遭殃（勾走人的灵魂）、见者唯恐避之不及的现实，一切与人们想象中的鬼怪联系在一起，病人遂被称为"痨病鬼"——一个颇具贬义的词汇。

在席勒的时代，肺结核的主要治疗手段就是去温暖的地带，仰仗大自然纯净的空气和充沛的阳光，再加上安静的休息和丰富的营养，以提高人体自身的抵抗力，摆脱病魔。因此，一个个疗养院得以建立、发展和繁荣。世界上第一个疗养院是1854年德国医生在巴伐利亚的阿尔卑斯山脉一个小村子里建立的。

如今因世界经济论坛而闻名的瑞士小城达沃斯因海拔高、四面环山、空气干爽清新，在缺少肺结核有效药物的19世纪、20世纪，曾是享有盛誉的疗养胜地。达沃斯最早的疗养院建立于1860年，之后，各国患病的富裕人士蜂拥而至。那时，只有有钱有闲的贵族名门才有可能去疗养院休养治疗。

传统中医对肺痨的治疗是有功效的，但"十痨九死"的结局证明，在没有科学了解结核病真相的情况下，任何经验性的治疗都是很不够的。在西方，道理也是一样。这个传染病界的大佬，在历史上一直是患病率及死亡率极高的疾病。直到20世纪20年代，人们对肺结核的治疗仍停留在休息、呼吸新鲜空气、增强营养等间接疗法上，疗效不足，死亡率仍高。后来人们又发明了人工气胸、人工气腹、胸廓改形术等，疗效有所提高，但距离治愈仍有很大的距离。

早在17世纪，荷兰的一位医生首次描述了肺结核导致的肺部病变，包括肺部的脓肿和空腔，但肺结核之谜尚无人知晓。1865年，法国一位学者根据死于所谓"消耗病"的尸体解剖，发现其肺脏及其他器官有黄白色颗粒状的病变，其形态特征遂被称为"结核"。自此，结核的名称一直沿用至今。

德国现代微生物学之父罗伯特·柯霍首次意识到，肺结核是由微生物感染引起的，并且证实了这一论断。他利用染液使结核分枝杆菌着色，成功地在显微镜下证实了该细菌的存在。接着，柯霍收集研究了大量的死亡病人肺部标本（如肺部的干酪样坏死组织等），从中分离出了细菌，用这些细菌再次感染新鲜的组织，得到了同样的病变。这一系列实验证实了肺结核是由这种结核分枝杆菌感染引起的。1882 年，柯霍对于肺结核病原体结核分枝杆菌的介绍引起了巨大的轰动。这是人类历史上的里程碑事件，柯霍也因此荣获 1905 年的诺贝尔奖。

2. 小菌大害

1882 年，对于结核分枝杆菌家族而言，是有着转折意义的一年。从这以后，它们身上的隐形衣被掀掉了，其行踪也逐渐被人类掌握，再也不能像以前那样随心所欲地兴风作浪了。

这个家族的历史比人类历史还要长。经过多年的进化、发展，其成员并非形单影只，而是有好几个亚种，分为人型、牛型、鸟型、鼠型等。各个型号对号入座，侵袭相应的动物。人型结核分枝杆菌就是造成"只见腮上通红，自羡压倒桃花，却不知病由此萌"（《红楼梦》之林黛玉形象）之类肺病的元凶。值得注意的是，结核分枝杆菌本身只是分枝杆菌这个大家族的一个分支而已，因此，并非其他的分枝杆菌也能造成结核病。

结核分枝杆菌是细长而略带弯曲的杆菌，大小为 1 微米 × 0.4 微米到 4 微米 ×0.4 微米。看似微不足道，实际上它掀起的滔天巨浪曾经使得 20 世纪上半叶的中国人闻之色变，光是肺结核的死亡率就达 200—300 人 / 10 万人，居各种疾病死亡原因之首。此菌可侵犯全身各组织器官，造成脊椎结核、肠结核、结核性胸膜炎、结核性腹膜炎等，但以肺部感染，即肺结核最多见。

作恶多端的结核分枝杆菌，是典型的顽固分子，对干燥的抵抗力尤为出色，黏附在尘埃上保持传染性可达 8—10 天，在干燥的痰内甚至可存活 6—8 个月。在阴暗潮湿的环境中也能生存数月之久。其细胞壁中含有的大量脂类物质，构成了一个几乎密不透风的保护伞。一般的消毒剂因不溶于脂质，难以攻破这道防线。但毕竟一物降一物。由于细胞壁的脂质可被乙醇渗透，因此它对乙醇敏感，接触酒精两分钟即死亡。它对湿热也很敏感，在液体中加热至 62℃—63℃十五分钟或煮沸即可杀死。此外，它很怕紫外线。到底是害人无数，做贼心虚，见不得阳光。直接的日光照射数小时可将其杀死。结核病患的衣服、书籍等消毒可用此法，经济、实惠、便捷。

需要关注的是，结核分枝杆菌的抵抗力与环境中有机物的存在有密切关系，如痰液，可增强其抵抗力。5％石炭酸在无痰时 30 分钟可杀死此菌，有痰时竟需要 24 小时！现在，大家应该明白不随地吐痰的重要性了吧？这不仅是仪容、声誉的问题，而是关系到他人的健康与生命。

虽然结核杆菌生长缓慢，性情懒懒散散，运动能力又差，繁殖也颇为缓慢，但千万别轻视它这带有欺骗性，貌似疲惫不堪的伪装，其破坏性往往让疏忽大意的科学家大败亏输。

与其他产生毒素的细菌不一样，结核分枝杆菌分泌不出毒素，不能依赖这些锋利的武器直接破坏人体，它几乎是赤手空拳地闯入人体，引发组织和细胞自身的病变。其致病性与细菌在人类组织细胞内大量繁殖引起的炎症、菌体成分和代谢物质的毒性、人体对菌体成分产生的免疫损伤有关。

让我们看看结核分枝杆菌是怎样一步步诱导肺结核形成的吧。

当它们侵入呼吸道后，人体立刻拉响了警报，具有免疫功能的巨噬细胞迅速集结，准备消灭入侵之敌。结核菌随即被肺泡的巨噬细胞轻而易举地吞噬。然而，得意扬扬的巨噬细胞高兴得太早，还来不及庆功，厄运就降临了。结核菌就如同进入铁扇公主腹中的孙悟空一样，在巨噬细胞内利用对方的营养存活和自我复制，最后把这个保卫者侵蚀而死。破肚而出的结核菌们，已经呈现几何级数的增长，随即扩散至邻近非活化的肺泡巨噬细胞，刺激、引诱对方吞食自己，重复上一个环节，那些被害致死的巨噬细胞残骸，像战场上堆积如山的尸首，与其他炎症物质发生化学反应，形成了一大坨显微镜下的结节样物质，中间是肇事的结核菌，这就是早期的感染灶——结核结节。

幸运的是，除了巨噬细胞，人体的免疫系统还有其他精兵强将，假如这是一个身体很健康的人，这些免疫力量会阻止和消灭结核菌，而巨噬细胞的尸体实在太多的时候，反而形成了阻碍结核菌扩展的屏障。此时，这些该死的侵略者不是被杀灭，就是被封锁在结核结节内，作茧自缚。结核菌死后，身上的脂类大量溢出，和其他细胞混成一团，慢慢地，结核结节的中心呈固态黄白色、干酪样，这个坏死的结核灶遂成为了结核病的典型标志。

当然，结核菌身上还有一些名叫多糖、菌体蛋白的物质，它们不容小觑，能诱导人体产生免疫攻击力，这本意是要杀灭细菌的，但这种攻击力有时候精准度不够，或火力过猛，会误伤人体自身，引起局部组织的严重破坏。结核菌因此幸灾乐祸，坐享其成，得以在这些残损的部位继续扩大战果。

综合来看，一个人感染了结核分枝杆菌之后，"肺结核"是几乎不能避免的。只是程度有差异。当身体抵抗力很强，或入侵的菌量很少时，肺部就只会形成一些小的结节，细菌在里面沉睡至死，天长日久形成钙化斑块，不影响肺部功能，人等于是自动痊愈，在发病时也没有太多的不适，甚至不知道自己曾经被结核菌侵犯过，直到若干年后做体检时才看到胸部 X 光片上那曾经的伤痕。可是，当身体的免疫力下降，或细菌大军汹涌而来时，人体就招架不住了。这时候，结核结节便锁不住那些野心勃勃的结核菌，人的免疫力也镇不住它们。于是，肺部的病灶会越来越大，越来越多，细菌的扩张如同燎原之势，一发不可收拾。或者，原先沉睡在小结核结节中的细菌，趁着肌体羸弱，无力顾及，突然苏醒，重新获得能量和攻击的力量，结节的立体防线遂被冲破，细菌开始了疯狂的旅程。

这些贪婪的结核菌大量吸食人体的营养，同时把肺部糟蹋得一塌糊涂。肺脏的功能每况愈下，可以获得的新鲜氧气和养分也捉襟见肘。由于营养不足和缺氧，病患逐渐形貌消瘦、面无血色；又由于肺部血管被腐蚀破坏，咯血也成为这些病患常有的苦恼。最后，他们不是死于全身消耗殆尽、油尽灯枯，就是死于血块过大，卡住气管导致的严重窒息。

当活跃的结核菌从肺部的血管窜进人体的血液循环时，全身中毒症状就开始把病患折磨得苦不堪言。新的病变蔓延到全身，在其他器官开始如火如荼地蚕食病患的躯体。各种各样的结核随之而生，病患则可能因此死亡。

3. 弥漫在空气中的白色凶手

结核病的传染源，主要是痰涂片或痰培养阳性的肺结核病患者，即痰中带结核分枝杆菌者，其中尤以痰涂片阳性的肺结核传染性最强。糖尿病病人、免疫力低下或被抑制者、营养不良者等，都是结核分枝杆菌最喜欢下手的对象。生活贫困、居住条件差是经济落后社会中人群结核病高发的重要原因。席勒自幼体质欠佳，二十出头就开始颠沛流离，这样的人在结核菌面前更显得脆弱。

结核分枝杆菌主要通过呼吸道传染。排菌的肺结核病人咳嗽、喷嚏或大声说话时，会形成以单个结核菌为核心的飞沫核，悬浮于空气中，从而感染新的病人。此外，病人咳嗽排出的结核菌干燥后附着在尘土上，形成带菌尘埃，亦可侵入人体形成感染。经消化道、泌尿生殖系统、皮肤的传播则极少见。因此，空气和飞沫是肺结核的主要传播媒介。

近代，那么多艺术家受到结核的戕害并非偶热。欧洲上流社会和文学、艺术界的沙龙、聚会造成了结核病在他们之间大肆流行。名流们济济一堂，壁炉里的炭火烧得旺盛，他们或坐或站，手拿红酒和咖啡，一起聆听肖邦的《夜曲》，或者品读巴尔扎克的小说。在这种聚会上朗读作品，针砭时弊，探讨艺术与人生，都将产生大量的飞沫。研究表明，病患在咳嗽时会产生直径 0.5—5 微米的传染性气溶胶颗粒，一次喷嚏可以产生 4 万个这样的颗粒，每一个颗粒都足以传播肺结核。由于肺结核感染所需的剂量很低，吸入 10 个结核分枝杆菌就足以引起感染。由此可见，席勒不仅很可能在寒窗苦读的青年时期就感染过肺结核，而且在日后的文艺社交活动中，继续受到结核菌的袭扰。最终，新老细菌在体内沆瀣一气，把他的肺部乃至整个身体搞垮了。

关于肺结核，中国人早就开始积极探讨。经过数千年的经验积累，明清时代的医生对"肺痨"的临床表现都有了深刻的认识。明代的李梴在《医学入门》指出它的六大主症为："潮、汗、咳嗽，或见血，或遗精。"清人李用粹的《证治汇补》对结核病的描述更具体："痨瘵外候，睡中盗汗，午后发热，烦躁咳嗽，倦怠无力，饮食少进，痰涎带血，咯唾吐衄，肌肉消瘦。"

肺结核病患常有一些结核中毒症状，其中发烧最常见，一般为37.4℃—38℃的低热，可持续数周，部分病患伴有脸颊、手心、脚心潮热感。急性血行播散性肺结核、结核空洞形成或伴有肺部感染时可表现为高烧。夜间盗汗是结核病的特征性中毒表现，为熟睡时出汗，几乎湿透衣服，觉醒后汗止，常发生于体虚的病患。

咳嗽、咳痰（尤其是黄浓痰加血丝）、咯血、胸痛、呼吸困难、逐渐消瘦等，虽然特异性不高，很多其他的疾病也有，但在绝大多数肺结核病患中，它们都存在，并且牢牢地吸引了医生和文学创作者的眼球。

再看席勒患病时的临床表现，我们不难发现这与上述描绘完全吻合。在他生命的最后日子里，结核菌不仅使得他血气耗尽，还把他的呼吸、循环功能逐渐摧毁，将他推到死神的怀抱中。

结核病的体系中，种类繁多，肺结核固然是最容易传染他人的一种，因为病患会吐出痰液，而这些痰液之中藏匿着大量的结核菌，因此这样的病患需要严格隔离。至于其他结核病，比如结核性胸膜炎，由于传染性较低，无须隔离。人们切忌草木皆兵。

4. 人类的艰苦转战

1895 年，德国物理学家伦琴（Wilhelm Conrad Röntgen）发现了 X 射线，这为肺结核的诊断与病情观察提供了极大的方便。之后，在第一次世界大战期间，法国科学家卡迈特（Calmett）和介岚（Guérin）共同发明了可以预防结核的卡介苗（Bacillus Calmette–Guérin, BCG）。他们在培养基上不断传代培养牛分枝杆菌，希望获得减毒株以作疫苗，在经历了 13 年 230 次传代后，终于获得了这种减毒的菌株，足以刺激人体产生抗体，从而起到免疫保护作用。这是一个伟大的奇迹。到了第二次世界大战期间，结核病治疗的重大突破出现了。此前，美国微生物学家瓦克斯曼（Selman Abraham Waksman）一直致力于提取可抑制结核杆菌的抗生素。第二次世界大战末期，他终于从灰色链霉菌中获得了链霉素（Streptomycin）。1947 年，这种特效药首次应用于结核病人。使用后发现，病程发展停止，结核杆菌也在病人的痰液中消失了，病人最终痊愈。瓦克斯曼获得了成功。虽然此后结核杆菌的耐药突变带来了麻烦，但又有数种抗结核药物相继发明，包括杀菌力强大的异烟肼（Isoniazid），它们的联合使用基本解决了这一问题。当时美国有专业人士乐观地估计，结核会在 21 世纪到来前被彻底消灭。

的确，这些抗结核药物在很长一段时间都使结核菌招架不住，人类结核病的患病率也得以逐渐下降。不过"哪里有压迫，哪里就有反抗"，结核杆菌家族也在一代一代地总结失败教训，研究如何抵挡这些药物的进攻。同时，随着人类旅行和交流活动的增多，以及人类免疫缺陷病毒（HIV）这个强有力盟友的加盟、协助，到20世纪下半叶，结核菌在全球范围内貌似又有了扬眉吐气的机会。结核病卷土重来，患病率又呈现上升趋势，许多的艾滋病患者死于这种旧时代的不治之症。

顽固的"痨病"又向人类发起了新一轮的挑战。据世界卫生组织的报告，近年来肺结核在全球各地死灰复燃，1995年全世界有300万人死于此病，大大超过了肺结核猖獗流行的1900年。2003年3月24日"世界防治结核病日"，"制止结核病"世界行动组织公布的数据显示，全球每天仍有5 000人死于结核病，而每年罹患结核病的人数超过800万。

现在，人类仍在积极备战，试图通过规范化治疗、提高筛查和诊疗技术把结核菌一网打尽，但结核菌绝不会坐以待毙，它们也在不断"发展壮大"，优胜劣汰，自我培育新品种，衍生出各种耐药结核分枝杆菌。人类与结核分枝杆菌的较量，究竟会是怎样的结局，现在下结论还为时尚早。

三、病痛是成就的另类催化剂

莎士比亚说过：“放弃时间的人，时间也放弃他。”

到底是艺术家的聚会触发了肺结核的流行，还是肺结核的毒害促成了艺术家的诞生？

肺结核在古代和近代都是绝症。当医生小心翼翼地告诉病人得了这个病的时候，慢性虐杀的程序就已经启动了。人固有一死，但当你得知自己走向死亡的步伐被迫突然加快时，你会怎么想？怎么办？

席勒之所以成为席勒，伟人之所以成为伟人，是因为他们不屑于消极，拒绝堕落和颓废，义无反顾地选择了勇往直前。在生命的最后五年，席勒留给这个世界的是一系列的皇皇巨作，光是戏剧，就有《华伦斯坦三部曲》、《奥尔良的姑娘》、《玛丽亚·斯图亚特》、《墨西拿的新娘》、《威廉·退尔》、《德梅特里乌斯》等。

他，没有遗憾。

来日不多，就该轻掷生命吗？来日无多，反而让他们不敢懈怠，用尽仅存的精力和才智，把人生的这台戏努力演下去。当一个人被病魔折磨得生不如死，被命运扼住咽喉难以呼吸的时候，希望之光就可能在脑中闪耀，灵感的火花可能猛然迸发，这时会有充满创意的兴奋与喜悦，感知力深邃，洞察力敏锐，这也许是上帝为他们开启的另一扇门吧。

绝症，竟是成就的催化剂。

人生苦短，若虚度年华，则短暂的人生就太长了。消极的心态，附上充裕的时间，只会衍生出平庸的行尸走肉；积极的心态，哪怕只有不多的时光和残存的躯体相伴，也会谱写出激动人心的华丽篇章。

面对如手中沙子一样渐渐流走的日子，请用心、用力把它握一握。

1882 年，德国的柯霍发现了结核分枝杆菌，成就斐然。同样在这一年，在遥远的美利坚，一个男婴呱呱坠地。很多年后，他也取得了伟大的成就，名满天下。然而这背后，隐藏着多少苦难和艰难？

第九章

小儿麻痹症，贻害终身

时间：公元 1921 年

灾区：加拿大坎波贝洛岛

疫病特点：发烧之后出现一侧下肢瘫痪，逐渐发展至肌肉萎缩、终身残疾

影响：前途无量的政治家猝然残疾，激发其奋勇抗争，直至成就斐然

一、富兰克林·罗斯福，轮椅巨人

1. 创纪录、开纪元的政治家

富兰克林·德拉诺·罗斯福（Franklin Delano Roosevelt，1882—1945），美国第 32 任总统，也是美国历史上唯一蝉联四届的总统。罗斯福从 1933 年开始执政，一直到去世，在 20 世纪的经济大萧条和第二次世界大战中扮演了重要的角色：他推行新政挽救了经济；第二次世界大战爆发后，他推出《租借

法案》援助盟国对抗法西斯，并促成美国加入第二次世界大战战场，战争后期，他对建立战后世界新秩序又发挥了关键的作用，尤以在成立联合国上表现突出。历史学家普遍认为罗斯福是美国最伟大的三位总统之一，与华盛顿和林肯齐名。

出生于富裕家庭的罗斯福，自幼就在母亲的熏陶下受到良好的教育，其后学习了拉丁语、法语、德语、数学和欧洲历史。5 岁时，他跟随父亲拜访当时的总统克利夫兰，总统曾给他一个奇怪的祝愿："祈求上帝永远不要让你当美国总统！"可是，这个小孩后来却成了美国历史上在位时间最长的总统，也是最有威望的总统之一。

1900 年，罗斯福进入哈佛大学攻读政治学、历史学和新闻学。四年后，他进入哥伦比亚大学法学院学习。23 岁时，他完成了人生大事——结婚。时任总统的远房堂叔老罗斯福亲自参加了婚礼，使得场面非常隆重，但富兰克林·罗斯福发现，大多数人不过是因总统而来。这大大激发了他从政的决心。1907 年，他从法学院毕业，进入律师事务所担任律师。1910 年，他以民主党人的身份开始涉足政界，幸运地当选了纽约市参议员。

1913 年，威尔逊总统任命罗斯福为海军助理部长。他在任七年，表现出色，主张建设"强大而有作战能力的海军"，在海军中确立了贯穿其一生的影响。1920 年，他参加竞选副总统。虽然竞选失败了，但他，一颗冉冉升起的政治新星，光芒丝毫未减。

这个智慧、多才、干练、学识渊博、视野开阔的青年才俊，眼看就要一步步迈向人生的高峰了。然而，横祸突降。1921 年 8 月，39 岁的罗斯福带领全家到加拿大的坎波贝洛岛（Campobello Island）休假。其时，一场山林大火突然席卷而至。年轻力壮的罗斯福勇敢地参与了灭火。事后，疲惫的他跳进了冰冷的海水畅游一番。然而，没想到大病由此而生。高烧、疼痛、肢体麻木，继而下肢残疾、瘫痪……

后半生残废，只能靠轮椅、拐杖和搀扶度日！这一突如其来的重大打击，并没有使罗斯福自暴自弃、放弃坚定的理想和信念。相反，这位志向高远、心态乐观的政治家一直坚持不懈地锻炼，试图恢复行走和站立的能力。他疗养的佐治亚温泉被人称为"笑声震天的地方"。在康复期间，罗斯福大量阅读各种书籍，其中有不少是传记和历史著作。

经过七年的休养，1928 年，在夫人的理解与支持下，他重返政坛，并于 1929 年出任纽约州州长。1932 年，作为民主党总统候选人的罗斯福提出了"新政"和振兴经济的纲领，参加严重经济危机下的总统竞选。政敌们常以残疾来嘲讽、攻击他，这是罗斯福余生都不得不与之斗争的事情，但是他总能以出色的政绩、卓越的口才与充沛的精力将其一一化解。他曾说："一个州长不一定是一个杂技演员。我们选他并不是因为他能做前滚翻或后滚翻。他做的是脑力劳动，是想方设法为人民造福。"依靠坚韧不拔和远见卓识，罗斯福终于在 1933 年以绝对优势当选了总统。

在上台之初，美国到处是失业、破产、倒闭、痛苦、恐惧和绝望。罗斯福表现出压倒一切的自信，他在宣誓就职时发表了一篇富有激情的演说，告诉人们：我们唯一害怕的就是恐惧本身。新总统的信心和乐观，"点燃了举国同心同德的新精神之火"。他大力推行的"新政"抛弃了传统的自由放任主义，加强了政府对经济领域的干预，大力发展公共事业，帮助美国人民渡过难关，并使国家逐渐复兴。

1941 年 12 月 7 日，日本偷袭珍珠港，太平洋战争爆发。美国向日本、德国和意大利宣战，正式参加了第二次世界大战。罗斯福成为抵抗法西斯侵略的中流砥柱。

次年元旦，在罗斯福的倡导下，美、英、苏、中等 26 个国家的代表在华盛顿签署《联合国家宣言》，国际反法西斯同盟正式形成。值得一提的是，当时中国是以"四大国"之一的身份签字的，中国的国际地位得到空前提高。罗斯福曾致电蒋介石："中国军队对野蛮侵略所进行的英勇抵抗已经赢得美国和一切热爱自由民族的最高赞誉。中国人民，武装起来的和没有武装的都一样，在十分不利的情况下，对在装备上占极大优势的敌人进行了差不多五年的坚决抗击，所表现出的顽强乃是对其他联合国家军队和全体人民的鼓舞。"

1945 年 4 月 12 日，第四次当选总统的罗斯福不幸因患脑溢血，在战争即将胜利的早晨，与世长辞了。

罗斯福无疑是时代巨人。他有着巨大的魅力、坚韧的毅力和杰出的才干，对未来总是充满信心。正是他，带领美国走出了经济困境，捍卫了民主政体，帮助世界正义力量推翻了独裁与暴政。而他身后的美国，也迅速走向巅峰。

纵观罗斯福的一生，在大病之前，他似乎顺风顺水，而那场大病，虽然在肉体上摧残了他，但他知难而进，越挫越勇。疾病不仅无损于他的事业和成就，反而更让这位轮椅上的总统赢得了世界人民的敬仰。

那么，罗斯福得的究竟是一场什么病？

2. 恶疾与坚毅，谁是胜者？

不幸瘫痪后，罗斯福使用固定脊柱的金属支架，以惊人的毅力进行下肢功能锻炼。最终，他顽强地重返政治舞台。平时，他可以使用金属支架支撑着臀部和腿部，艰难地利用旋转躯体并借助拐杖，作短距离的移动。在私下场合，他会使用轮椅，但在公共场合则格外谨慎，他尽量不让别人看到。在公众面前，尤其在第二次世界大战后期"三巨头"（罗斯福、斯大林、丘吉尔）的聚首中，他通常由助手或儿子搀扶着，笔直地站立。

二十多年前的那个夏天，尽管以愉快开场，但对罗斯福来说，还是不堪回首。

　　1921 年 8 月，罗斯福一家于周日晚上到达了坎波贝洛岛。欢乐、轻松的气氛环绕着这个理想的休假地。一到岛上，罗斯福就开始了疯狂的玩乐。远洋海钓是他的最爱。每天下午他都驾船出海，还游泳、打网球、玩棒球。和孩子们一起嬉戏更是必不可少。8 月 10 日，全家人一起出海的途中，他们看到一个小岛起了山火。罗斯福和孩子们赶紧上岸，拿着扎成捆的松树枝扑打了好几个小时，才把火渐渐扑灭。他们的眼睛都被烟熏得泪流不止，全身脏兮兮的，身上还被火星灼伤了好几处。

　　下午 4 点，他们才回到家。罗斯福觉得整个人都像散了架似的，遂决定到岛上的湖中游泳以恢复精神。他和孩子们又步行了 2 英里到达了湖边，在微温的湖水里嬉戏，最后又跳进冰凉的海水中游泳。再回到家时，他已经筋疲力尽，倒头便睡，以至于连游泳裤都没换。

　　大约一小时后，罗斯福突然感到全身发冷。他跟夫人说自己可能是感冒了。夫人给他端了些吃的东西，但他毫无胃口。那一夜，他辗转反侧，难以入睡，虽然盖了两床毛毯，还是冷得直发抖。这是发烧的前兆。

　　次日早上，罗斯福的病情更加严重了。当他想要起床时，竟发现自己的左腿弯曲着，无法用力。他挣扎着站起来洗漱，以为过一会儿就没事了。他回忆说："当时我一直对自己说，左腿只是肌肉疲劳的问题，慢慢地活动一下就会没事的。但还是不行，过了一会儿，另一条腿也不能动了。"他只好艰难地回到床上。夫人给他量体温时发现，他已发烧到 39℃。

他们的度假屋里没有电话，夫人只好派人去请他们的家庭医生前来诊治。医生在给罗斯福做了检查后说他可能只是患了重感冒。8 月 12 日，他已经站不起来了，到了晚上他连挪动双腿的力气都没有了。他还感觉两腿麻木，两手的大拇指也开始无法自如地活动，连笔都拿不起来。

身体每况愈下。很快，他的手和胳膊就像双腿一样麻木，而高烧还在持续，他身体的各个机能都在衰退。夫人寸步不离地陪着他，照顾他的一切。

后来，一位哈佛大学矫形外科的专家（同时也是美国脊髓灰质炎研究的权威）于 8 月 25 日抵达坎波贝洛岛的罗斯福寓所。这时，罗斯福腰部以下已经完全瘫痪，仍在发烧。他的背部、胳膊肌肉都没有力量，腿部更加无力，已不能自己坐起。专家明确地下了诊断："很显然，罗斯福患上了脊髓灰质炎。"

虽然专家给出了诊断，但这种病在当时并没有有效的疗法。罗斯福只能接受理疗按摩和泡温泉。然而他的活动能力恢复得很慢，双腿的肌肉也在继续萎缩，好在双侧上肢的功能已经正常了。

1921 年 10 月底，罗斯福出院回到了寓所。经过艰苦的功能锻炼后，他已经可以自己拉着绳索站起来了。在看护的帮助下他坐上了轮椅。尽管医生并不鼓励他太急于进行其他练习，但他仍然非常急切地想要学习使用拐杖。12 月，他在理疗师的帮助下开始了计划周详的恢复训练。他膝以下部分的肌腱已经僵硬挛缩，需要通过物理治疗把它们重新舒展开。这是一个非常痛苦的训练过程。物理治疗师让他躺在一块木板上进行训练。一般病患都会因为无法承受如此痛苦的治疗而选择一周最多三次的训练，而罗斯福却坚持每天都进行该项治疗。

第二年3月，罗斯福装了一副14磅重的钢制矫形器，把他从脚踝到大腿都支撑了起来。在卧床七个月之后，他已经失去了平衡能力，需要别人的帮助才能站起来。由于他腰部以下已全部瘫痪，连挪动大腿都难以做到，他开始学习如何利用挂拐行动，如何利用他的头部和上半身保持平衡。尽管一再摔倒，但是能站起来，他已经很高兴了，而且他慢慢地还学会了独自挂拐行走。

罗斯福常常整个下午在砾石路上练习走路，虽然戴着矫形器步伐有些蹒跚，姿态也不甚优雅，但他确实做到了能挂着拐杖一步一步地前行，而且每天都能多走一点点。在夏天快结束的时候，他向医生报告说："我一直都在练习走路，终于能够习惯挂着拐杖走路了，我现在能站一个小时都不觉得累。"他总是那么乐观。女儿安娜从欧洲回来过暑假的时候，非常惊讶父亲付出的努力。她在日记里这样写道："我非常痛苦，父亲曾经能够和我一起远足，和我一起划船，可以比我跳得更高。当我看到曾经那样生龙活虎的父亲现在只能依靠拐杖走路，还要忍受沉重矫形器的折磨时，心里非常难受。我看到他的脸上

常常淌着汗水。他还跟我说，今天要走到大马路上去。这样的
情景让我越发难受。"

光阴似箭，三年过去了。罗斯福的下肢功能恢复仍不理想，
他是彻底残疾了。对于四十出头的人来说，这是何等沉重的打
击；而对于一个政治人物来说，成为残疾人几乎等同于被宣判
政治生涯的结束。此时，他的母亲极力主张他回到纽约州的庄
园，像当年他父亲一样，做一辈子富有的乡绅，悠闲地度过余生。
但他没有因身体的残疾而自卑，也没有改变自己的人生理想。

这位未来的总统很愿意继续为民主党出力。在离开好长一
段时间后，罗斯福打算自己走回他的办公室。自尊心很强的他
要自己跨过人行道，走进大门，穿过大厅，一直走到远处的电
梯里。当他不用别人的搀扶，独自艰难地走过人行道时，街上
的路人都驻足观看。有人为他打开大门，有人给他让路。走过
大理石大厅光滑的地面时，他已经很是吃力，汗水从头上一滴
一滴地淌了下来。突然，他的左腿一个趔趄，滑倒了，躺在了
大理石的地面上，拐杖被摔到了一旁。在挣扎了一番之后，他
终于坐了起来，自嘲地笑了笑，对周围捏了一把汗的人们说：
"没什么好担心的，很快就好了，请扶我一把。"周围的人赶忙
扶起他并自动让出一条路，大家都屏住呼吸，目送着他离开大
理石大厅。他一边对众人点头微笑，一边艰难地挪动着步伐，
露出了他已被拐杖磨白了的衣袖。

1924 年 6 月 24 日，民主党全国代表大会召开。罗斯福作

为纽约代表团的主席出席了大会开幕式。步入会场时，他用左手抓住儿子詹姆斯的上臂，然后把身体的大部分重量压在右臂下的拐杖上，这样慢慢地一步一步向前。为了尽可能顺利地通过走道，且不让外人过多地留意到他步履维艰，他每次早早就到达会场，然后等人都走了才离开。后来，詹姆斯回忆说："对父亲来说，走到座位上的过程真是一种折磨。为了应付大会全体起立的仪式，我们在椅子上练了好多次，他站起来的时候我扶着他，他坐下的时候我给他把拐杖拿开。当他坐下后，我的任务就是站在一旁，做点杂事，传传话，而当父亲想站起来的时候我就得搀着他。"

6月26日，按照计划，罗斯福将在中午发表演讲。他和詹姆斯离开了他们的座位，慢慢沿着走道向上走。这位父亲看上去很轻松，很自信，但是儿子却分明感受到他心里的紧张。他的手紧紧地抓住儿子的胳膊，脸上挂满了汗珠。

当罗斯福艰难地走向演讲台时，在场的8 000名代表、候补代表以及观众都凝神注视着他。他那戴着矫形器的双腿每一次沉重地落下都仿佛在向人们诠释着什么叫作勇气。当他终于到达演讲台之后，他没有能够向大家挥手致意，因为要紧紧地抓住讲台以免摔倒。他只能向众人绽放他迷人的笑容，昂着头，支着肩。整个会场顿时传来了雷鸣般的掌声，所有的代表都起立向他致意，持续了三分钟之久。人们看到了他的坚毅和乐观，心里都充满了敬意。

罗斯福的演讲有半个多小时。他深沉的声音在会场上空萦绕，虽是娓娓道来，但却非常振奋人心。激动的人们时不时用鼓掌和欢呼打断他的演讲。当时，《纽约时报》把罗斯福称作此次大会上最耀眼夺目的人。

那场致人残疾的大病，在壮志凌云的人面前，居然显得那样的微不足道。不过，疾病到底还是疾病，必须用科学的眼光看待。脊髓灰质炎，也就是我们通常所说的"小儿麻痹症"，顾名思义，就是小孩子容易得的恶疾，为什么会发生在 39 岁的罗斯福身上呢？这种病暗藏着什么玄机？

二、一朝不慎，一生遗憾

1. 直击要害的病毒

脊髓灰质炎（Poliomyelitis），是由脊髓灰质炎病毒引起的病症。病毒通常经口或鼻传入，可感染脊髓神经的灰质，最明显的特征是数日间可引起手脚麻痹、瘫痪，甚至导致永久残废，严重者可致呼吸肌麻痹、窒息而死。这种疾病较多发生在五岁以下的儿童，日语译作"小儿麻痹"，故得名。

脊髓灰质炎病毒是一种没有包膜的病毒，由一条单股 RNA 和蛋白质外壳组成，直径约 25 纳米，其貌不扬，但包藏祸心。除人类外，猴子也会受这种病毒的感染。倘若它不是与神经系统有"暧昧"关系的话，那么它根本就没有机会扬名，只能做寂寂无闻的小卒。

在外界环境中，它有较顽强的生存力，不怕脏，不怕冻，在污水和粪便中可存活数月，冰冻条件下甚至可潜伏数年。它还有一个特长，就是不惧酸液，在酸性环境中很稳定，不易被胃酸和胆汁杀灭，这为它顺利闯入人类的消化系统创造了有利条件。一般的乙醚和乙醇也对它无可奈何，但加热至56℃以上则可将其杀灭。甲醛、各种氧化剂如过氧化氢溶液、含氯石灰、高锰酸钾等，则是这种病毒最害怕的化学药剂。

人类是脊髓灰质炎病毒的自然宿主，隐性感染者和轻症瘫痪型病患是这种病的主要传染源，其中隐性感染者，即无症状的病毒携带者约占所有感染者的90%以上。

此病以粪—口感染为主要传播方式。感染初期，病患的鼻、咽也能排出病毒。随着病程进展，在带毒者的肠道内繁衍生息的病毒，由粪便排出体外，通过被其污染的水、食物以及日常用品而播散，危害严重。此外，口服的减毒活疫苗在通过粪便排出体外后，在外界环境中也有可能恢复毒力，从而感染其他易患者。

脊髓灰质炎病毒经口进入人体后，即侵入咽部和肠道的淋巴组织并在其中繁殖。如果此时被入侵者体质很好，抵抗力很强，人体便产生足够多的特异性抗体，可对进犯的病毒实施顽强的抵抗并将其包围、逐步剿灭，于是局部感染得到控制，形成了所谓隐性感染，人体并无特殊的不适。

倘若被入侵者的身体条件不太好，抵抗力较差，产生的抗体就不那么多了，此时它们没有足够的力量消灭来犯之敌，于是，病毒便从胃肠道偷偷溜进血液循环系统，引起全身性的病毒血症，病患会出现类似感冒的症状：发烧、疲倦、头痛等。数日内，病患还有第二次机会招兵买马，在血液循环中派出更多的特异性抗体，将病毒遏制乃至围歼，如果反击成功，疾病发展到此为止，此阶段在临床上相当于前驱期。这样的病患可不治自愈。

倘若不幸，人体虚弱而缺乏免疫力，没有足够的抗体压制病毒的进攻，则血液中的病毒就渗透进血脑屏障，侵入到中枢神经系统（如脑、脊髓），并沿神经纤维扩散，导致运动神经元受损严重，引起肌肉瘫痪。于是，病情从前驱期跨过了瘫痪前期，开始出现瘫痪期的典型症状。

脊髓灰质炎病毒锁定的攻击目标可囊括整个中枢神经系统，以脊髓损害为主，脑干次之，可波及脊髓整个灰质、后角和背根神经节。其中，颈段和腰段脊髓的受损最剧，尤其是腰段，可致下肢瘫痪，而单侧肢体更多见。

如果说脑部的神经系统是最高司令部，脊髓就是基层司令部，那么，脊髓控制的肌肉则是普通士兵。虽然脑部发出指令要求肢体做某一动作，但这最高指示无法直接传达到每一个士兵那里，必须通过脊髓这一中间指挥机构层层下达。一旦脊髓被破坏，活动指令也就丧失了实现行动的可能，这就是瘫痪。

神经系统中的呼吸中枢（位于脑干）被病毒侵蚀后，就有可能直接造成呼吸肌瘫痪，病患丧失呼吸功能而死。

在瘫痪期，神经系统的破坏，包括神经元（即神经细胞）的损害和炎症反应两方面。神经元损害表现为，病毒潜入细胞体内，把里面结构逐一溶解，直至细胞完全坏死。炎症反应指的是炎症细胞广泛浸润，导致局部水肿，相关的功能暂时丧失。疾病恢复期，炎症可以消退，但大量神经元坏死区形成了空洞和胶质纤维增生，这些区域等于是永远的伤疤。悲哀的是，人的神经元不同于皮肤细胞，死亡后可以再生出无数个来填补，神经元是生下来有几个就是几个，死一个就少一个，直至老死时全部神经元几乎丧失殆尽。因此，人的神经系统受损，是不可逆转的，无法彻底修复的。

受损运动神经元所支配的肌肉纤维，由于上线死亡，自身就成为无源之水，营养供应迅速耗竭，慢慢就萎缩了。幸存的运动神经元，犹如惨遭压迫的奴隶，为了应付主人焦躁而频繁的活动指令，填补同伴死亡造成的空缺，拼命超负荷地工作，承受无穷的压力，加速了衰老的进程，很快也劳累而死，最终变成了恶性循环，肌肉纤维的生存状态也就随之越来越恶劣。整体来说，这一部分的肌肉无力和瘫痪难以避免。

随着病情发展，患肢可逐渐出现各种畸形。早期的畸形可以纠正，后期的瘫痪肌肉则不再恢复，肌纤维愈加萎缩变小，甚至消亡。因肌肉萎缩、肌力不平衡和身体的负重，肢体会产生组织挛缩、骨关节畸形，如马蹄内翻足、足外翻、膝内翻或外翻、骨盆倾斜、脊柱侧凸、下肢缩短等。不仅功能缺失，而且有碍观瞻。这就是脊髓灰质炎的后遗症期。

到了这时候，病患进行日常活动已比较困难，如做饭、打扫、购物和开车等。像手杖、拐杖、助行器或轮椅等辅助工具，对于他们是必需的。

2. 罗斯福的病史回顾

其实，大多数人感染了脊髓灰质炎病毒，由于免疫力正常，并没有发病。少数人感染后出现了疲劳、发烧、头痛、四肢疼痛等症状。只有大约10%的人会导致病毒侵入神经系统，从而发展到脊髓灰质炎后遗症。在瘫痪的病患中，又有5%—10%的人会因呼吸麻痹而死。

罗斯福患脊髓灰质炎，原因是多方面的。

首先，从易感个体来说，罗斯福的身体免疫力在发病前是不够完善的，这样貌似健康实际脆弱的身体，自然成为病毒侵袭的首选目标。

从刚出生到6个月的婴儿阶段，由于宝宝直接从母体里继承了脊髓灰质炎病毒抗体，可以有效地防御病毒的入侵，因此这些宝宝很少发病。之后，这些抗体一点点地自动代谢完毕，小孩就逐渐丧失了抵抗力，非常容易成为这种病毒的猎物。到了 5 岁之后，即使没有用过疫苗，小孩子很多也已接触过病毒，只是没有发病而已，体内已经萌生了足够的抗体，因此他们也不易得病。这就是 5 岁以下的幼童最易受害的原因。

在罗斯福的时代，脊髓灰质炎疫苗尚未发明，他是不可能通过这个方法获得免疫力的。虽然他体格比较健壮，但是远游他国，鞍马劳顿，且一开始就疯玩不已，最后又救火，又游泳，样样都使体力严重透支，精神疲倦，休息匮乏，人体处在一个亚健康状态。这种时候正是一个人抵抗力最差之时，任何病毒都可以乘虚而入。这就是他以 39 岁"高龄"患小儿麻痹症的内在原因。

其次，从疾病流行的时间看，夏秋季节正是脊髓灰质炎病毒最活跃最猖狂的时候。罗斯福于 8 月登岛旅行，在这期间受到病毒的攻击，也在情理之中。

再次，从传播途径看，罗斯福非常喜欢海上活动，包括驾船、钓鱼等，一些受病毒污染的水很自然会与他的手接触，然后再经口腔进入体内。另外，海岛旅馆的卫生条件比不上美国纽约，郊外野炊的食品洁净状况也比不上日常餐桌，病毒从这些卫生死角转移到罗斯福的肚子里也是轻而易举的。

让我们看看罗斯福的发病过程。

8 月初，自从登上了坎波贝洛岛，罗斯福很快就被脊髓灰质炎病毒侵袭了。病毒钻进他的胃肠，在胃酸等消化液中安然无恙，伺机而动。这就是潜伏期，平均为一两周，但也允许有3—35天的跨度。

10日，经过出海兜风、扑灭山火、湖海畅游等一番折腾之后，罗斯福的身体疲劳到极点，抵抗力在与病毒的抗衡中逐渐败北。晚上，他出现了高烧、寒战，这就是前驱期。有些病患还会合并烦躁、咽痛、咳嗽、恶心、呕吐、腹泻等。

随后，病毒破坏了罗斯福的腰段脊髓，导致他出现了下肢功能障碍，甚至腰部以下截瘫，动弹不得，这就发展到了高峰——瘫痪期。数月乃至数年之后，他的下肢畸形已无法逆转，虽经训练可勉强活动，但步履维艰，到了严重的后遗症期阶段。

脊髓灰质炎病毒重创了罗斯福。在这场灾难的洗礼中，他不仅用坚韧不拔的精神和乐观向上的心态，与病魔进行了终生的战斗，还以他无私奉献的爱心，帮助科学家战胜、消灭这种戕害过无数人躯体和心灵的恶疾。

3. 永不孤单的抗争之路

1926年，罗斯福花了近20万美元买下一处温泉，成立了"佐治亚温泉基金会"，致力于脊髓灰质炎病患的康复工作。温泉后来成为研究这种病的国际中心。为此，他几乎耗尽了个人的全部财产，但他认为此举意义重大。

1938 年，他又成立了"脊髓灰质炎全国基金会"，并开展了一个全国性的募捐活动，为立志于研究此病的科学家们提供研究经费。正是在基金会的扶持下，匹兹堡大学的乔纳斯·沙克（Jonas Salk）在 1952 年研发出"去活化脊髓灰质炎疫苗"（Inactivated Poliovirus Vaccine, IPV），又称"沙克疫苗"，并被证实有效。数年后，同样在基金会的资助下，阿尔伯特·沙宾（Albert Bruce Sabin）研发出称为"沙宾疫苗"的"口服脊髓灰质炎疫苗"（Oral Polio Vaccine, OPV）。沙宾疫苗在服用上较为简易，且免疫时间也比沙克疫苗更久，逐渐成为多数国家使用的疫苗类型。

从此，脊髓灰质炎这个病魔在世界范围内，尤其在发达国家，只能躲躲闪闪，再难以大行其道，无奈地走向销声匿迹了。

今天，初为人父母的家长们，打开宝宝那本填满了各种疫苗记录的小册子时，是否会想到，这每一项捍卫宝宝健康的成就背后，几乎都有着一段充满心酸坎坷而又不屈不挠的故事？

三、逆境不堕青云之志

一个人身体残疾并不可怕，可怕的是精神上的残疾。一个人身处逆境之时并不值得悲哀，悲哀的是从逆境走向堕落、坠入深渊。

人的一生中，难免遭遇各种挫折与痛苦，这有时就像一把利刃，尖锐到会摧毁一个人，让人痛不欲生、一蹶不振，让人绝望、迷失，但是有的人在痛苦中反而找到了让自己重新出发的能量与勇气。

没有苦难，司马迁成不了写就经典的司马迁，罗斯福也成不了自强不息的罗斯福。正是不幸的逆境，点燃了这些有信念的人内心熊熊的烈火。想想他们的人生，苦难给予他们的磨炼，绝对是其建功立业的最强推动力。困顿的环境激发了他们的潜能和毅力，把他们推向高峰。

其实，无论是逆境还是顺境，都是外在的因素，自身的信念和毅力才是他们得以持之以恒、努力奋进直至成功的根本。孟子说："天将降大任于斯人也，必先苦其心志，劳其筋骨，饿其体肤，空乏其身，行拂乱其所为。"漫漫长夜，终究会迎来黎明的光辉。

凤凰浴火前，总有阵痛。

无论顺境还是逆境，都权当是"天将降大任"的考验，我们才不枉此生。请相信，被苦日子折磨的你我，就好比炉火中的一块生铁，只有熬过了烈焰，才能变得坚硬无比。

罗斯福总统正是趁着日本偷袭珍珠港的契机，对日宣战。在日本法西斯发动的战争中，阴险残暴的军国主义者无所不用其极，他们有真枪实弹的偷袭战，也不乏卑劣无耻的细菌战。在这样的战争里，有一种细菌充当了他们的帮凶。

第十章

炭疽病，为虎作伥

时间：公元 1872 年

灾区：今波兰沃尔斯顿地区

疫病特点：牲畜和人出现皮肤水肿和黑色似煤炭的干痂，严重时大片表皮坏死

影响：科学家在探索炭疽杆菌生活史的过程中，把病原体的研究推向高潮

一、罗伯特·柯霍，洞察天机

1. 瘟疫与绝症的克星

在前文中，我们反复提到一位在微生物学界屡建奇功的科学家——罗伯特·柯霍，他对鼠疫传播途径的研究以及霍乱弧菌、结核分枝杆菌的发现，功不可没，是名副其实的"瘟疫克星"。他到底是怎样的一个人？在传染病猖獗的 19 世纪，他是怎样洞察天机、拯救人类的呢？

　　罗伯特·柯霍（1843—1910），生于德国的克劳斯特尔，是一名医生兼细菌学家。他是世界病原细菌学的奠基人和开拓者，对医学事业所做的开拓性贡献，使他成为令德国人骄傲无比的泰斗。除了发现许多在人类世界肆虐多年的病原菌外，他的另一重要贡献就是，首次证明了如下医学基本原理：一种特定的微生物是引起某种特定疾病的病原。1905年，罗伯特·柯霍以举世瞩目的成就，当之无愧地摘走了诺贝尔奖桂冠。

　　这位贫穷矿工的儿子天赋极高，5岁就能借助报纸自己阅读学习。他从小就对生物学表现出浓厚的兴趣，喜欢旅行，热爱大自然的美景和奇观，专门搜集地衣、苔藓、昆虫、树叶来玩耍。家乡布满树木、青草的山坡，是孩子们的乐园。小柯霍更是常常流连忘返。那些带着露珠儿的绿叶，穿一身斑驳外衣的昆虫，闪着五色光彩的矿石，都让他着迷不已。他有一个小小的"博物馆"，里面陈列着自己采集来的标本，从分类、编目的程序来看，颇有些像训练有素的博物学家。后来，父亲又送了一个透镜给他。他的观察更细了，兴趣更浓了。通过透镜可以清楚地看到蚂蚁的触角、苍蝇的眼睛，许多疑问整天都在他的小脑袋瓜里转悠。小柯霍在大自然的怀抱中慢慢成长为一个具有相当才智的少年，他的数学、自然科学尤为优异。

　　小柯霍很早就表现出开拓者的远大志向。有一天，父母在清点他们的13个子女时，发现不见了儿子柯霍。大家慌作一团，费了好长时间，心急如焚的母亲才在一个小池塘边找到她的儿子。这时，小柯霍正蹲在池塘边全神贯注地观察着一只漂浮的小纸船。当母亲问他在干什么时，小柯霍很陶醉、很自信地回答说："妈妈，我长大要当一名水手，到蓝色的大海远航去……"

那个时候，文明程度较高的欧洲，依然面临着各种各样疫病的侵袭，许多人由于得不到适当的治疗而过早离世，令人惋惜。

7岁的时候，克劳斯特尔城的一位牧师因病去世了。小柯霍向前去哀悼的母亲提出了一连串的问题："牧师究竟得了什么病？""这是不是绝症？""难道绝症就不能治好吗？"母亲一脸的茫然，居然被问得不知所措。这件事在年幼的柯霍心中留下了深刻的印象，并促使他立志将来献身于征服病魔的医学事业，治好那些"不治之症"。正是凭着这个理想，柯霍在病原细菌学方面做出了非凡的贡献。

23岁时，他毕业于哥廷根大学，获得博士学位，当了一名住院医生。婚后，柯霍到东普鲁士一个小乡村当外科医生。在那里，他逐步实现了自己童年的梦想——寻找疾病的根源。他节衣缩食，建了一个极其简陋的实验室，配备了一些较原始的器材，便开始单枪匹马地长年在此从事病原微生物的研究。他没有先进设备，也无法与图书馆联系，更无法与其他科研人员进行交流。他的实验室就是他的家。科研工具，除了妻子用全部积蓄买下来送给他作生日礼物的显微镜外，其余都是他自己设法解决的。就在这样简陋得不可思议的条件下，他在业余时间把自己关在实验室内，几个星期都不出来，像着了魔似的废寝忘食地研究病原微生物与疾病的关系。他深信，每一种疾病都是由某种特定病菌引起的。

由于过度痴迷，许多人怀疑他得了精神病，家人也无法理解，以至于他的第一任妻子干脆跟他离了婚。

面对人生的挫折，柯霍毫不动摇。当时，炭疽杆菌已被人发现，但它与疾病的关系，乃至生活史，尚无人知晓。在前人的基础上，柯霍发明了用固体培养基的细菌纯培养法，第一次培养和分离出炭疽杆菌。其后，他乘胜追击。1876年，他用三天时间以公开演示实验的方式证明炭疽杆菌是炭疽病的病因，并报告了炭疽病菌的生活史是杆菌—芽孢—杆菌的循环，而炭疽芽孢可以较长时间保持不死。这是人类第一次用科学的方法证明某种特定的微生物是某种特定疾病的病原，这一观点，纠正了当时认为所有细菌都是一个种的观点，把病原体的研究推向高潮。

1880年，柯霍应邀赴柏林工作，在德国卫生署任职。在那里他拥有了先进的实验室和能干的助手。次年，他创立了固体培养基画线分离纯种法。应用这种方法，主要的传染病病原菌相继被发现。此后，他转向结核病病原菌的研究。通过改进染色方法，他发现了当时未能得到的纯种结核杆菌，并进而阐明了结核病的传播途径。1882年3月24日，他在德国柏林生理学会上郑重宣布：结核杆菌是结核病的病原菌。他为当时危害人类健康最甚的结核病防治做出了突出的贡献。这一天成了人类医学史上的一个重要里程碑。那年，他才 39 岁。

哪里有疾病流行，哪里就有柯霍的身影。1883 年，他被任命为德国霍乱委员会主席，派往埃及调查那里的霍乱流行情况。在当地，他和同事们一起发现了霍乱病原菌是形如逗号的霍乱弧菌，还发现该菌可以经过水、食物等途径传播。根据霍乱弧菌的生物学知识以及对其传播方式的了解，他提出了控制霍乱流行的法则，这些法则至今仍作为控制方法的基础被沿用。为此，他获得德国政府颁发的 10 万马克奖励，并于 1885 年被聘为柏林大学的卫生学教授。

1891—1899 年，柯霍又在埃及、印度等地研究鼠疫、疟疾、回归热和锥虫病等，揭示了许多传染病的秘密。

在柯霍身边，差不多每天都有新的细菌学奇迹出现。他被后人尊为细菌学鼻祖，被授予德国皇冠勋章。由于对结核病的出色研究，他最终荣获了诺贝尔生理学和医学奖。

柯霍不仅发现了许多不为人知的病原体，而且现代许多细菌学研究的基本原则和技术都是他奠定的。有人统计过，他在医学宝库中增添了近 50 种诊治人和动物疾病的方法。他一生的工作奠定了医用细菌学的基础，为人类征服结核、炭疽、霍乱、鼠疫等危害极大的传染性疾病做出了不可磨灭的贡献。

这位为了捍卫人类健康付出毕生心血的科学家，晚年因病住进了巴登温泉疗养院。疗养期间，他还念念不忘细菌学的研究。1910 年 5 月 27 日，67 岁的柯霍由于心脏病突发，在一把椅子上静静地与世长辞了。即便这时，他身旁仍然带着那台陪伴多年的显微镜。

柯霍根据自己的研究经验，总结出了著名的"柯霍法则"（Koch's postulates），即要想证明一种疾病是由某种微生物的感染所引起，必须满足以下四项条件：

（1）每一例病患都可能分离到该病菌（致病微生物）；

（2）该病菌可在体外培养繁殖；

（3）新培养出的细菌可使实验动物引发同样的疾病；

（4）发病的动物中可以分离到同样的病菌。

正是在这个法则下，柯霍明确了炭疽病的病因和结核病的致病菌，也是在这个法则的指引下，他陆续发现了很多种致病微生物。尽管该法则今天看来还有某些缺陷，但它毕竟在指导细菌学的研究和发展方面具有划时代的意义。

2．艰辛的发现之旅

1872 年，正在沃尔斯顿（Wollstein，现属波兰）城担任医生的柯霍，碰到了一些疑难杂症。这些病，一开始并不是出现在人类身上。

小城周边有不少风景如画的小乡村，农民们几乎家家户户都养一些牲畜，比如牛和羊，还有他们当时必需的交通工具——马匹。奇怪的是，有一段时间，这些牲畜突然大量离奇地死亡。羊经常急性发病：摇摆不稳，磨牙，抽搐，挣扎，黏膜发紫，突然倒毙，有的七窍出血，流出带气泡的黑红色血液，像酱油似的，很难凝固。病程稍长的也只持续数小时后即死亡。死后，尸僵不全，腹部膨胀。有些呈慢性病变的牛，在颈、胸、肩胛、腹下或外阴部出现水肿，皮肤温度增高，坚硬，甚至局部坏死成焦黑炭状，有时还形成溃疡。当人们剖开这些动物的尸体时，更不可思议的事情出现了：它们的皮下、肌间、咽喉等部位有浆液性渗出和出血；脾脏高度肿胀，达正常状态的数倍，还呈黑紫色。

稍后，一些与病畜和畜尸接触过的人也相继病倒，他们或是皮肤上长满焦痂似的黑色坏死灶，或是高烧、咳嗽而死，或是腹泻不止而死。村庄很快就笼罩在瘟神的阴影里，人们惶惶不可终日。

人们把这种可怕的瘟疫叫作"炭疽病"！

那段时间，柯霍一刻也没闲着，他正处于亢奋之中，因为他找到了新的研究对象！每天很晚他才疲惫不堪地回到诊所。妻子把晚饭留在桌子上，早早地睡了。他却顾不上这些，赶紧掀开棕色布帘，把从乡间采回的患病动物血样，放在那台显微镜下进行分析。一遍又一遍，他在镜下看到了许多像小枝条似的奇怪东西，有的非常短，形状像小木棍，有的又像一条细线。凡是死于那种怪病的牛羊血液中，都可以观察到这样的"小木棍"和"线条"。他观察了好几个月，做过无数次对照实验，但在健康的牲畜的血液中却总也找不到这样的"小木棍"和"线条"。"这些家伙一定是炭疽病的病源！"柯霍对此深信不疑。但是科学结论需要大量的事实来证明。

关于炭疽病，其实欧洲已经有人先于柯霍进行过研究，包括伟大的微生物学先驱巴斯德（Louis Pasteur）。巴斯德宣称："每一种疾病，都是由一种很小的、有生命的细菌引起的。"但是他们都没有找到可靠的证据。可怕的炭疽病开始严重威胁着欧洲大陆。肥沃的牧草，温和的气候，曾给牲畜创造了良好的生存条件，可是人们在炭疽病面前束手无策。它夺走一个农户的五六百只肥羊，就像平地刮一阵风那样容易，一家人瞬间赤贫！一头小牛上午还在草地上撒欢，下午就像霜打的庄稼那样无精打采，甚至气息奄奄，主人还没来得及请兽医，这头小牛就直挺挺地四脚朝天了。一只牲畜死了，成群的牲畜跟着倒下。有时，主人或牧工也会染上这种可怕的炭疽病，不久死去。这种飓风般的传染病，蔓延速度十分惊人。而当时的科学界还不能帮助人们从这种绝境中解脱出来，许多人甚至认为这是上帝对人类的惩罚。

柯霍被这个问题深深地吸引住了，他决心揭开炭疽之谜。于是，他一门心思扑在研究上。乡间的土路上，他疾步行走，络腮胡沾满了尘土。哪个地方炭疽病流行了，他就赶去收集染病牲口的血液；屠宰场开宰了，他又急急忙忙奔去和屠夫交涉，因为他急需健康的牲畜血样作对照。夜以继日，他长时间俯在显微镜上观察，一干就是几个小时，顾不上休息，直到看得眼花。这时他才会取下眼镜，闭上双眼，轻轻地用双手揉一下眼眶。

当他掌握了数百种标本，获得了宝贵的第一手资料时，心里随即豁然开朗。那些镜下的小生物不就是细菌吗？他激动地对自己说："我要证明这些细菌是活的，真正看到它们生长、繁殖乃至引起疾病的全部过程。"

冬天过去了，柯霍的研究进入了新的阶段。他要让一只健康的小白鼠染上炭疽病！现在看起来，这实验并不复杂。但正像世界上所有的第一次一样，都是在许多失败和挫折中突围而出的。柯霍用一块擦干净的薄木片，通过火焰消毒，把木片上的细菌先杀死。然后，在小白鼠尾巴的根部切开一个小口，用那木片蘸上一滴病死动物的黑色血液，刮进白鼠的伤口，再把它单独关进一只笼子里以便观察。第二天清早，他一睁开眼就跑到实验室。那只小白鼠果然死在了笼子里！柯霍立即把鼠尸放在台子上解剖，那个脾脏特别大，呈现暗黑色，血的颜色也是可怕的黑色。他小心翼翼地取了一滴血，放在显微镜下，视野之中再次出现了早已熟悉的小棍状或线状的细菌。第一次用人工方法，将病菌接种到健康白鼠体内的实验成功了！随后，柯霍反复进行了三十多次同样的实验，获得了三十多次同样的结果。这就是导致炭疽病的细菌！

是不是可以向医学界宣布自己的成果呢？一般人看来，是时候了，因为事实证明这种细菌繁殖的速度是惊人的，健康的动物感染到微量的细菌后，这种细菌马上就疯狂地繁殖起来，直到把动物杀死。但一向严谨的柯霍没有急着下结论，他说："我必须确实看到这些'小棍'生长，必须找到一种能在动物体外培养这种细菌的方法。"

怎样才能观察到这些细菌的生长呢？柯霍苦思冥想，实验一再失败，他的心情不免十分烦躁。突然，他想出了一个好办法。他找到一块较厚的显微镜观察用玻片，小心翼翼地在中间磨了一个小凹槽，再取一块薄一些的玻片，加热灭菌后，放上一滴用来培养细菌的营养物质——牛眼分泌液，再将一只刚刚死去的白鼠的脾组织放在分泌液中，盖上磨有凹槽的玻片，并在四周涂上凡士林使之密封。最后，他把两张片倒置过来放在显微镜下，不时地观察。两小时过去了，显微镜下面的液滴中突然有了动静！他发现一些"小棍"分裂并成长了，接着新的"小棍"又继续分裂繁殖。几个小时之后，这一滴营养物中长满了纠缠在一起的长线条！这是一个令人毛骨悚然的事实。柯霍将实验重复进行了八次，拥有了人工培养的纯炭疽菌种。他把培养出来的菌种接种到小白鼠的尾部，设想这些小鼠将很快一命呜呼。果然不出所料，24小时后，它们全死了。柯霍又把菌种分别接种到羊、兔、猫等十二种动物身上，结果完全一致。

实验期间，柯霍发现炭疽菌其实出奇地娇气，如果在阳光下曝晒或没有充足的营养物，它们就会很快死去。那么，它们又是如何在大自然恶劣的环境中生存的呢？实验还远远没有结束。他随后发现，原来，传播炭疽病的不是细菌本身，而是炭疽菌的芽孢！所谓芽孢，就是炭疽菌干缩后形成的珠状体，浑身长着厚壁，能保护自身不受干、热、阳光和化学药品的侵害。即使没有食物和水，它像冬眠一样，照样死不了。而一旦危险解除、生存条件改善，厚壁就破裂，细菌便从中钻出，继续兴风作浪。柯霍还发现，炭疽菌从不在动物的活体内形成孢子，只是在死尸中才形成。

于是，柯霍向人们提出了一个十分重要的建议：把死于炭疽病的动物尸体焚烧或者掘深穴埋掉，这是防止炭疽病蔓延的有效措施。

1876 年 4 月，春暖花开，风和日丽。柯霍终于把自己的研究成果公之于世。德国许多资深科学家都前来观看这位名不见经传的地区医生演示他研究的炭疽菌的生活周期。他们中间不免有怀疑和困惑。但是，柯霍用三天的演示实验彻底消除了所有人的顾虑，并把大家一一征服。他在人们面前一再强调这新发现的意义："每一种疾病，都是由某一种细菌、仅仅是某一种细菌引起的。炭疽菌引起炭疽病；伤寒菌引起伤寒病……"

就是这样，柯霍在极其简陋和艰苦的条件下，用坚韧不拔、锲而不舍的顽强精神，洞察了炭疽病和炭疽杆菌的天机。随后，他的一篇篇论文相继问世。每一篇论文都像钻石一样在医学界和微生物学界大放异彩。他的"正能量"感动、折服了欧洲乃至世界。

二、尘封狂魔，罪恶黑日

1. 不死的黑鬼

在中国华北地区，发生过这样一件怪事。抗日战争时期，有一批战马患上了炭疽病，被抛弃、封锁在一个隐蔽的窑洞里。由于战乱和后来的许多变故，村里的知情人都不在了。没有人知道那儿曾经有过这么一个诡异的窑洞，更不知道那儿曾埋过患病的战马。四十多年后的 20 世纪 80 年代，由于一个偶然的机会，那个窑洞被挖开了。那些战马当然早成了一堆枯骨，可扬起的灰尘却让炭疽杆菌感染了不少参与挖土的民工。沉睡数十年的可怕疾病瞬间在村子里流行，造成至少十几个人病故。

这还只是四十多年，英国有些放置了差不多八十年的炭疽杆菌样本，照样可以一朝苏醒，立刻噬人。这难道是不死的魔鬼吗？

炭疽（Anthrax）出自古希腊 anthrakos 一词，原意是煤炭，因典型的皮肤炭疽呈黑痂状而得名。炭疽病是由炭疽杆菌引起的人畜共患急性传染病。主要因食草动物接触土生的炭疽芽孢而感染。人类接触病畜及其产品或食用病畜的肉，也可被感染。

公元前 3500 年的古巴比伦就留有炭疽为患的可疑印迹。古罗马的一位诗人在公元前 25 年也描述了一种与炭疽病有很多相似之处的动物瘟疫，并警告说，它有可能通过接触被污染的兽皮传染给人。古代中国的《黄帝内经》也对疑似炭疽的疾病进行了相关记载。

炭疽病虽然古老，但比起同样老资格的天花、鼠疫等瘟疫，就伤害人类而言，稍显平庸。但它在动物中的流行，无疑为转而攻击人类准备了条件。炭疽成批地杀死人类的主要食用动物时必然带来难以避免的饥荒；同时，高蛋白食物陡然短缺造成的饥饿，又反过来大大降低了人类自身抵御传染病的力量。这样一来，不慎感染炭疽且发病者大有人在。仅 1870—1880 年，俄国因牲畜患炭疽就损失了 9 000 万金卢布，1875 年有近 10 万俄国人死于炭疽病。只是因为炭疽杆菌对人的大规模传染只能通过"动物（或物品、环境）→人"的传播途径来实现，几乎不存在"人→人"，所以它才没有像其他疫病那样被历代典籍记录者花费更多的笔墨，把大量惨痛的记录留给后人。

炭疽杆菌体形粗大，是致病菌中最大的细菌，这也是它很容易被柯霍用简陋仪器发现的重要原因。它两端平截或凹陷，身形似竹节。尽管此菌面对日光、热和常用消毒剂都显得弱不禁风，但它拥有一样神奇的本领，可以抵挡住很多猛烈的攻击，这就是"大变身"，变身成芽孢。

物竞天择，适者生存。

当狡猾的炭疽杆菌遇到不利的形势时（如被袭击、被吞噬，或寄存的动物死去，体内不再提供养分），身体便像乌龟一样缩成一团，体内的特殊装置随即长出一层坚韧、耐毒、防水的脂质薄膜，将菌体严严实实地裹进去，细菌随即进入休眠状态，不再依赖外界的营养支持，这就形成了芽孢状态。芽孢的抵抗力超强，可在土壤、污水、尸体和皮毛上多年不死，在干燥状态下甚至可存活 20—30 年。经煮沸 10 分钟后，芽孢仍有部分存活。此外，它在 5% 的石炭酸中也可活 20—40 天。直接日光曝晒 100 小时、煮沸 40 分钟、110℃高压汽蒸 60 分钟以上，或浸泡于 10% 的甲醛溶液 15 分钟以上，才能将芽孢彻底杀灭。

在自然环境中，一旦被牲畜摄入，这些芽孢便开始在动物体内逐渐苏醒，挣脱了薄膜，变身回细菌状态，开始大肆繁殖和瓜分宿主的养分。当宿主被耗竭而死时，无利可图的炭疽菌们又重回睡眠的芽孢状态，从腐烂的尸体里溜回大自然，继续潜伏，等待罪恶的再次苏醒，像吸血鬼似的等待下一个受害者，循环往复。这种芽孢就是炭疽杆菌的"金钟罩"，甚至是"免死金牌"，真让人不得不感叹造物主的法力无边！

2. 毒害，由表及里

炭疽杆菌在细菌状态下尽管自身的防守能力很平庸，但攻击能力却可圈可点。它能产生杀伤力很强的毒素，这是它的"进攻利器"。该毒素直接破坏受害者的细胞，使组织呈急性出血性炎症，继而组织结构离解殆尽。

皮肤不慎接触自然界、畜类产品中的炭疽杆菌或其芽孢，是导致人和牲畜感染的主要原因。从皮肤侵入后，芽孢很快变回活力十足的细菌，在皮下迅速繁殖并产生毒素，引起局部组织缺血、坏死和周围水肿以及毒血症，这就是皮肤炭疽。除了有损伤的皮肤为该菌打开方便之门外，呼吸道由于无法阻止空气中的各种病菌、污染颗粒入侵，炭疽杆菌也能畅通无阻，引发肺炭疽。炭疽杆菌还能跟随食物（如进食带菌肉类）和饮水从消化道侵入，引起肠炭疽。在动物或人体内，它如鱼得水，很容易扩散而引起邻近的淋巴结发炎，甚至闯进血液循环中导致败血症，引发各组织器官的炎症，如并发血源性肺炎和脑膜炎等，甚至可引起微血管血液外渗、微循环障碍，最终诱发感染性休克，使病患死亡。

皮肤炭疽最为多见，约占炭疽病例的 95%，又分为炭疽痈和恶性水肿。炭疽痈多见于面、颈、肩、手和脚等裸露部位，初起为丘疹或斑疹，逐渐形成水疱、溃疡，最终形成黑色似煤炭的干痂，周围有水肿。患处坚实，但疼痛不显著，以溃疡不化脓为其特性。发病初一两天后，病患可出现发热、头痛等。恶性水肿，则多累及组织疏松的眼睑、大腿等处，无黑痂形成而呈大块水肿，扩散迅速，可致大片坏死。病患全身中毒症状明显，如治疗不及时，可出现败血症、肺炎及脑膜炎等并发症。在未使用抗生素的情况下，皮肤炭疽病死率为 20%—30%。

少数人会患肺炭疽，临床上亦较难诊断，经常是死后解剖才发现。肺炭疽常造成肺炎，通常起病较急，出现发烧、咳嗽、周身疼痛、乏力等症状。经数天后症状加重，出现高烧、胸痛等，在发生呼吸困难后一两天即死亡，病死率在 80%—100%。

肠炭疽也很少见。病患出现剧烈腹痛、腹胀、腹泻、呕吐，大便为水样。重者继之高烧，大便血性。病患因中毒性休克，可在发病后 3—4 天死亡，病死率为 25%—70%。

牛、马、羊、骡、骆驼、猪、犬等因最常接触土壤、草丛而感染，之后再传染给人。但人与人的直接传播很罕见。各年龄的人群均普遍易感，好在病后获得的免疫力较持久。20 世纪发明的青霉素也可以杀灭进入人体的炭疽杆菌。

这种有着特殊能力的细菌无疑是人类潜在的大敌，它不幸被疯狂的好战者利用了。

3. 细菌战的大帮凶

炭疽芽孢毒力强、易繁殖、易获得、易保存、易携带、易发送、高潜能、低视性，因此，它曾被一些战争狂人和邪恶分子看中，作为制造生物武器和恐怖行动的工具。于是，炭疽杆菌便为虎作伥起来。

2001 年，震惊世界的"九一一"恐怖袭击事件发生后，美国境内陆续发现了炭疽病患者，且先后有数人死亡。一封封装有炭疽芽孢白色粉末的信封，捎带着死亡信息，将恐怖阴影笼罩在全人类的头上。人们顿时风声鹤唳、草木皆兵。

恐怖分子躲在阴暗的角落里发出阵阵狞笑。

有人以为这是人类有史以来第一次遭到人造炭疽的攻击。实际上，早在六七十年前多灾多难的中国，日本侵略军就对中国军民进行过惨无人道的细菌战，包括炭疽战。

长期以来，对于细菌战，日本政府不是矢口否认就是厚颜抵赖。实际上，早在 1945 年 8 月，苏联就对其在中国东北俘获的 12 名参与研制和使用细菌武器的日本军人进行了审判，史称"伯力审判"。与此同时，中国国民政府也对在押的一部分日军细菌战战俘进行过审讯，并留下了大量的档案。1997 年，中国浙江和湖南的细菌战受害者在王选女士的带领下向日本政府提出民间索赔，日军在华细菌战才再次成为中外人士共同关注的第二次世界大战遗留问题。2002 年 8 月东京地方法院的一审判决中，日本法官首次正式承认了日军在华细菌战的事实，但拒绝向中国受害者道歉和赔偿。

细菌武器，或称生物武器，是一种大规模杀伤的破坏性武器，其作战原理是利用生物剂的致病特性攻击敌对方。对于这种反人道主义的武器，世界各国早在 1925 年就于日内瓦签订了《禁止在战争中使用窒息性、毒性或其他气体及细菌的作战方法》议定书，明令禁止生产和使用。日本拒绝参加，并公然冒天下之大不韪，组织力量广泛搜集细菌战的情报，自主研发、制造细菌武器并用于侵略战争。

为何日本军国主义者如此热衷于细菌战呢？众所周知，早在"九一八事变"以前，日本就抛出了"欲征服世界，必先征服中国"的田中奏折，准备发动侵华战争。但日本国土小，人口少，兵源不足，又缺乏制造枪炮和子弹的资源，战争资源非常匮乏，不能持久作战，对征服中国乃至世界是没有绝对把握的。恰好这时，身为军医官的石井四郎将自己学到的细菌学知识与军事行为合二为一，提出了细菌战的想法。他认为细菌武器的第一个特点是威力巨大，第二个特点是成本低廉，少量经费即可大量生产。石井四郎的花言巧语打动了野心勃勃的日本军界，他本人也逐步晋升为细菌战的头目。

1933 年，日军在中国东北地区成立了细菌战剂工厂、人体实验室和细菌靶场。三年后，日军又分别在哈尔滨、长春正式成立了七三一、一〇〇等臭名昭著的细菌战部队，由此开始了细菌武器的全面研发、运用。一〇〇部队是以家畜为主要研究对象的细菌部队，因此炭疽病等畜类传染病是他们的研究重点。据在"伯力审判"中受审的高桥隆笃（曾任关东军兽医处处长）供认，一〇〇部队最先培养的细菌就是炭疽杆菌，他自己认为这是最有效的细菌武器之一，还积极向上级推荐使用。日本军阀大喜过望，完全采纳，并把炭疽杆菌等细菌看成是"小国对付大国的有效核武器"。

随后，日军很快提升了研制能力，他们每月可生产和培养 500—700 千克炭疽杆菌，繁殖一批炭疽杆菌的时间也缩短到 48 小时。长春的一〇〇部队从 1941 年至 1942 年这一年间，各个实验室就生产了 1 000 千克以上的炭疽杆菌。生产之多之快，令人瞠目结舌！当时，石井四郎考虑到细菌战剂不耐高温，遂发明了"石井式细菌弹"。这种细菌弹用陶瓷或硅藻土烧成弹壳，可用少量炸药从壳外引爆，产生的热量小，不至于伤害内部的细菌。耐热的炭疽杆菌芽孢、气性坏疽菌就是这种炸弹填充物的首选。

在储备了相当多的细菌武器原料以后，各细菌部队便加紧实验。其手段之卑劣和残忍，让人毛骨悚然。他们用炭疽杆菌进行传播土壤的实验，还在一些河流中撒上炭疽杆菌，以便检验炭疽病大面积流行的可能性。最惨无人道的莫过于用活生生的中国人做炭疽活体实验。有注射的，有逼喝培养液的。他们强迫被俘中国军人和被抓的老百姓喝下炭疽杆菌培养液。这些人即使不死也被杀掉，然后被解剖，以便日本人研究炭疽的威力。还有更丧心病狂的，东北的一些打靶场被日军定期用来进行炭疽野外实验。他们每次将大约十个精壮的中国人押到靶场，绑在彼此相隔 5 米的柱子上。然后，飞机就在距离他们 150 米的上空扔下"石井式细菌弹"，炸弹在距地 50 米时爆炸。这个炸弹内填满了可怕的炭疽杆菌！那些可怜的中国人，或者从鼻腔吸进细菌导致肺炭疽，或者被炸得体无完肤，破片引起皮肤炭疽。两三天后，至多七八天，这些人全都浑身溃烂，痛苦而死。

随着侵略步伐踏进中国内地广大地区，获得满意实验结果的日军磨刀霍霍，开始在中国进行多次炭疽战。其中，浙江的萧山可能是最早遭到日军炭疽攻击的地方。1939年上半年，日军占领了钱塘江以北，钱塘江以南尚未沦陷，因此，地处南岸的萧山就成为日军最早实施细菌战的地区。根据日军的阵中日记记载，当时日军将大量的细菌从东京运至上海，指定上海某医院组织细菌培养，共分鼠疫、霍乱、伤寒、白喉、赤痢五种，在华中、华南前线向河流内投放，并利用汉奸散布到各游击区。虽然这里似乎没有提到炭疽。不过事后调查发现，1939年6月，日军在萧山用飞机撒下了各种不明的细菌后，萧山南部的楼塔和云石不久就出现了许多有炭疽症状的病人：小腿及脚开始溃烂，难以愈合，溃烂皮肤呈黑色。这是典型的炭疽症状！由此可以断定，日军对萧山施放了炭疽杆菌。同时也看出，日军细菌战开展得非常隐秘，即使是内部成员也不一定知道这些阴谋的详情。

1940年和1942年，日军又在浙赣地区进行过两次大规模的细菌战，这两次均使用了炭疽杆菌。

在1940年的细菌战中，具体指挥者是大田澄，他和碇常重（炭疽班班长）的出场就意味着炭疽的慑人幽灵悄然而至。细菌战的主谋石井四郎对此次作战的效果甚为满意，他甚至将其亲自参加细菌作战的镜头和细菌战的战果、战例联系在一起，拍成纪录片，以宣传自己的"赫赫战功"，保佑自己"武运长久"。

1942年，日军把炭疽战进行了升级。根据参加者川岛清和柄泽十三夫供述，当时七三一部队派了约 100 人的远征队到浙赣地区，携带了约 130 千克的伤寒菌和炭疽菌，以备作战之用。石井四郎命令手下用一些不同寻常的炮弹向中国民众进行轰击。那是一种薄壁钢壳炸弹，内装"1 500 个浸在 500 毫升炭疽菌乳状液里的圆柱小片"。受害者的悲惨遭遇可想而知。

更令人发指的是，石井还为当地的小孩特意准备了一种"精美的礼品"——掺杂了炭疽杆菌的巧克力，发送给天真的孩童们。他在浙江时，还命人特制了一部分含有炭疽杆菌的"蛋形、长扁形的饼干"，然后让士兵向中国老百姓分发，以扩大炭疽战的威力。据日军战俘榛叶修交代，1942 年的细菌（包括炭疽杆菌）散布时间是 6—7 月，次数、数量等不详，地区以浙江省的金华为中心。不料，由于中国军队迅速撤退，不知详情的其他日军部队过早进入散布地区，休息、住宿、烧饭时使用了附近的水源，结果是自作孽不可活，导致自己军队发生了许多传染病患者。然而，中国居民受害更甚。日俘供称："其目的，是企图将恶性剧烈的病菌散布在敌军阵地后方，人为地使传染病猖獗起来，以毒毙敌军，消灭其士气。但对普通居民也造成了很大恶果。"

日军的暴行在当地留下了极大的灾祸和无穷的后患，许多老百姓终生受到残害。据悉，抗战期间，光是金华市就有超过 6 000 人直接死于细菌战，其中约三分之一死于炭疽病。很多活下来的人，余生不得不在痛苦的煎熬中度过。有的老人，年轻时被日军的炸弹划伤皮肤，后来这些患处不断流脓、溃疡、坏死，肌肉一小块一小块地掉下，糜烂的地方逐渐只剩下骨头和筋络；有的肌肉全部烂空，不得不截肢治疗；有的后代患有各种各样稀奇古怪的疾病，丧失劳动力且早逝；有的患肢奇臭难闻、稀稀烂烂，还长出了触目惊心的黑痂！

侵华日军进行的炭疽战、细菌战这一事实，铁证如山，已被牢牢地钉在历史的耻辱柱上。当代的人们应警钟长鸣，把安全牢记在心。

4. 柳暗花明的新前途

虽然炭疽杆菌曾经劣迹斑斑，但是近年来，美国马里兰州卫生机构的研究人员却把它视为医疗领域的新星，正在研究将它的毒素通过基因工程技术进行重新组合，试图改变毒素的成分，使之对人体健康无害，而在对付某些癌细胞上显示出潜在的价值。

科学家使用的实验工具是模拟肿瘤生长状态的老鼠，通过在老鼠身上注射这种经过改良的炭疽杆菌毒素后，人们惊奇地发现它能够在某种程度上限制老鼠肿瘤生长所获得的血流量，从而抑制肿瘤的生长。此外，科学家还发现，这种改良的毒素能直接摧毁某些肿瘤细胞，其中最容易受到毒素攻击的是黑色素瘤和乳腺癌等。

　　鉴于炭疽杆菌具有相当大的危险性，稍有不慎就有可能导致不堪设想的后果，科学家指出，使用炭疽杆菌治疗癌症，必须在动物身上经过数年严格的试验之后，才能考虑在人体开展临床研究。目前炭疽杆菌是否可造福人类、将功赎罪，下结论还为时尚早。

　　由此看来，炭疽杆菌只是大自然的一分子而已，它在这个环境中早已存在，自身历史不比人类历史短，本无所谓邪恶与正义之分，关键是看它掌握在什么人的手里。

三、纯洁·良知·科学

　　德国是一个很伟大的国家，德意志民族是个很了不起的民族，这样的国度，孕育出了柯霍，改写了人类任由细菌、病毒宰割的历史，后来又培育出了爱因斯坦，为人类跨入原子时代奠定了理论基础。

　　在科学界，德国人可谓群星闪耀。然而，不可否认的是，有一群头脑非常灵活、学识非常渊博的学者，却带着不可告人的野心，混进了这个本该非常纯洁的队伍。

　　1945 年 8 月 6 日，当爱因斯坦得知日本广岛遭原子弹轰炸的消息时，顿觉五雷轰顶。作为推动美国研究原子弹的第一人，他不无遗憾地说：“我现在最大的感想就是后悔，后悔当初不该给罗斯福总统写那封信……我当时是想把原子弹这一罪恶的杀人工具从疯子希特勒手中抢过来。想不到现在又将它送到另一个疯子手里……我们为什么要将几万无辜的男女老幼，作为这种新炸弹的活靶呢？"

原子弹变成了强大的毁灭工具，不仅毁灭法西斯，也会毁灭人类乃至地球。那些曾经参与过原子弹研究和制造的科学家深受震撼，大多都产生深深的自责。

不过，并非每个人都会有同样的感想。就在爱因斯坦们感慨万千的那个动荡岁月，一片残垣断壁的德国边境线上，隐藏着一个鬼鬼祟祟的身影，他时而伪装平静，时而焦急万分。

他叫约瑟夫·门格勒 (Josef Mengele)，又称"死亡天使"，一个恐怖和残暴的代名词。他是纳粹集中营的医生，同时也是希特勒的忠实追随者。

当年，纳粹德国横行无忌的时候，这个医生每天亲自接收从各地运来的犹太人来完成他的科学实验，目的是为了更好地为纳粹主义服务，为希特勒的狂想效劳。他常阴森森地挥舞着一根小棍，把那些可怜的人分成两行，一行直接走向焚尸炉，一行暂时留下来。据估计，从 1943 年到 1945 年，经门格勒之手就有 38 万人死于非命。这个身为人种生物学家的魔鬼，还负责执行一项大规模的种族灭绝计划。他希望发现一种遗传学上的秘密，从而有助于培养出纯种的德意志人。为此，他搜集了 200 对孪生儿和 2 000 名儿童做实验，试图研究出如何把他们的眼睛变成蓝色，头发变成亚麻色。他和助手把颜料注入小孩的眼睛，把三氯甲烷注入他们的心脏，甚至用刀和针刺进他们的头盖骨和脊柱……经过一系列非人的折磨后，那些被他称为"豚鼠"的孩子一个个消失了。最终从门格勒手中侥幸活下来的孪生儿只有 20 对左右。

就是这么一个血债累累的恶魔，在第二次世界大战结束后，竟然奇迹般地逃脱了正义的制裁，一直逍遥法外，至今下落不明。

在那个特殊的年代，疯子和天才，睿智和痴狂，都畸形地集中在科学家这个神圣的头衔上，于是好战的国家、独裁的政权纷纷制造出骇人听闻的武器。其实，这种情况不仅出现在战争年代。在所谓的和平年代，也有无数聪明而博学的脑袋在从事着罪恶的勾当，只不过不那么直接血淋淋而已，有的研制出新型毒品用以获取暴利，有的发明过稀奇古怪的电脑程序用以诈骗投机，有的构思了别出心裁的走私方式用以瞒天过海，有的散布昧着良心的弥天大谎，目的只是讨好高高在上的当权者……只要这个世界上存在利益和诱惑，科学就似乎难以纯洁。

正是这种利益的追求，促使人类的智慧指数呈加速提升的态势，越来越先进的科技发明便是这种追求的结果。可是，人类的基因中天生或许就存在这种无限追求利益的顽疾，历经千万年的恶化，已经变成一种把科学高度异化，也把人类逐步推向毁灭深渊的绝症，最终可能使人类成为走向末日的物种。

科学不能因为某些人的私利，成为坑害民众的帮凶。科学家没有良知，比起社会大众没有良知更可怕，对社会的危害也就更大更深远。

医学作为科学的一个分支，亦当如此。但是，时下有的医生为了牟取暴利，不惜绞尽脑汁地从病患身上榨取钱财，不该做的手术花言巧语地劝人家去做；不必住院的，连吓带唬把病患哄到住院部，根本不考虑病患是否获益，目的只是为了把风险转移到别的医生身上；不该放的血管支架硬生生地植入，还美其名曰"性命攸关"；不需要吃的药物为了"有备无患"尽量多开给病患；本可口服的药片，为了从静脉点滴中赚取利润，提高收费，便毫无原则地让病患去冒静脉用药的风险，打出的口号是"加快吸收、促进康复"，凡此种种，不一而足。

最终受伤害的，不仅仅是病患，还有整个医疗行业，乃至整个社会，最后是所有的人，包括"罪"有余辜和无辜牵连的。

科学本来是为了人类的福祉而生，为什么就不能回归到真、善、美的轨道上呢？

发明牛痘接种的英国医生简纳，他的墓碑上刻着这样的文字："他以毕生的睿智为半数以上的人类带来了生命和健康。让所有被拯救的儿童都来歌颂他的伟业，将其英明永记心中……"

在微生物学上创造了许多"第一"的德国科学家柯霍，他的墓碑上则刻着这样的文字："从这微观世界中，涌现出一颗巨星。您征服了整个地球。全世界人民感谢您。献上的花环永不凋零，您的美名万古流芳。"

人们年年岁岁缅怀着这些杰出的英灵，不是因为他们有多么的聪明，有多么高的天赋，或者有多么渊博的知识，而是因为，他们拥有一双真正的科学之手，纯洁的手。

柯霍发现了炭疽杆菌的秘密，却没有发明出抵抗炭疽杆菌入侵的疫苗。而几乎与柯霍同一时代，有一位举世闻名的法国人在微生物学界与柯霍齐名，正是他，把这个难题最后攻克了。2005 年，法国举行了"最伟大法国人"的评选活动，他名列次席，仅次于前总统戴高乐。他是谁呢？

第十一章

狂犬病，丧心病狂

时间：公元 19 世纪后期

灾区：法国

疫病特点：被狗咬后，怕风、怕光、怕水，进而全身痉挛、四肢抽搐、牙关紧闭而死

影响：循着狂犬疫苗的研发思路，科学家们陆续找到了征服其他传染病的途径，世界传染病防控史翻开了新的一页

一、路易·巴斯德，开创纪元

1. 不甘落后的学界泰斗

2013 年 7 月初，台湾突然爆出新闻：一名台东男子在家中遭到一只鼬獾的袭击，事后证实肇事动物患有狂犬病！受伤者在及时接受疫苗接种后，幸未发病。

岂料两天后，一名台东妇女在家中被一只钱鼠发疯般地追袭。后来检验得知，这只动物也患有狂犬病！

7 月下旬，世界卫生组织将台湾列入狂犬病疫区。狂犬病从鼬獾跨越到更为常见且数量庞大的钱鼠身上，很可能引发更大的疫情。

台湾不得不严阵以待。

狂犬病在台湾似乎已经销声匿迹多年了。这番折腾固然很吸引人们的眼球，但回想一下，几十年到一百多年前，在没有狂犬疫苗的年代，不幸被狗咬伤的人，很难不被押到鬼门关。

人类打败狂犬病的故事，还得从 19 世纪后期讲起。

从 18 世纪末的拿破仑时代一直到 20 世纪前中期的第二次世界大战，欧洲一直都在全球政治、文化、经济舞台上扮演着重要的角色。在这个风起云涌的时期，欧洲大陆上的两个巨人——德意志和法兰西，你方唱罢我登场，在激烈的竞争中，把人类历史快速地翻开了一页又一页。

较量，大到残酷的战争，小到细微的工艺，无处不在，不但在硝烟弥漫和你死我活中，还在生老病死和衣食住行里，这是人类文明进程的必然。正当柯霍的成就赢得了世界瞩目和德意志民族的自豪时，欧陆双雄之一的法国也冉冉升起一位可与柯霍媲美的医学微生物学巨匠。

路易·巴斯德（Louis Pasteur，1822—1895），法国微生物学家、化学家，微生物学的奠基人之一。他早年因发现酵母菌和乳酸菌而声名鹊起，后又因发明预防接种法而闻名世界，他是第一个研制出狂犬病和炭疽病疫苗的科学家，被世人称为"进入科学王国最完美无缺的人"，亦被视为细菌学的鼻祖。

巴斯德生于法国一个皮鞋匠家庭，家境并不富裕。父亲曾是拿破仑骑兵队的一名退伍军人，虽没有受过正式教育，但好学不倦；母亲是位活泼、敏捷，具丰富想象力的女性。巴斯德自幼就承袭了他们的优点。父母决心让儿子接受良好的教育，成为一个有用之才。他们节衣缩食，甚至不惜举债让小巴斯德上完小学，后又支持他到巴黎上中学。在父母的影响下，巴斯德养成了勤奋学习、热爱工作的习惯。他上小学时的成绩虽不优秀，也没有得到老师的重视，但已显露出一种难能可贵的品质，那就是对理想的执着，同时具备一股韧劲，有耐心，有毅力。他很爱提问题，想问题，凡事追根究底，甚至因此成了某些老师的眼中钉。就在这样不断的发问、学习过程中，对化学、物理和艺术都有浓厚兴趣的巴斯德渐渐崭露头角。

青少年时代的巴斯德曾在给妹妹们的一封信中说道："立志是一件很重要的事情。因为行动和工作总是紧随着意志的，而工作差不多总是由成功做伴的。这三者，工作、意志和成功，使人们不虚度一生。"

1843年，巴斯德考入高等师范学校，攻读化学和物理学。课堂上学来的知识，他都要用实验来验证。由于他整天埋头在实验室里，因此被称为"实验室的蛀虫"。在校期间，巴斯德虽曾半工半读，每天需两小时外出任教，但他依靠勤奋出色地完成了各门课程的学习。他的实验能力更是出类拔萃。

25 岁时，他获得博士学位并留校担任助教。26 岁那年，他发现了光性原理，这是当时许多科学家都不能解决的大课题。该原理使他成为立体化学研究的创始者，为后来立体化学的研究开启了一扇门。

1854 年，巴斯德担任里昂理科大学教授，其间，他专心致力于教学及研究当地工业生产上遇到的难题，理论与实际的结合在此时开始绽放光彩。众所周知，法国的葡萄酒在世界上是很有名的，但当时的酒很容易变酸，整桶芳香可口的美酒变成了发酸的黏液，只能倒掉，这使酒商苦不堪言，有的甚至因此破产。巴斯德深入研究其中原因，结果发现，发酵液内有一种小生物生长繁殖（后来被称为酵母菌），没有这些小东西的存在，美酒无法自然生成。而在变酸的发酵液中除了它们外，还有另一种小坏蛋在恶搞（后来被称为乳酸菌）。当时人们普遍认为酒精是由糖经化学变化产生的，并不知道有其他生物参与，巴斯德的研究显示，发酵制酒需有某种微生物的存在才得以进行，而酒精变酸恰恰是另一种微生物在捣蛋。

巴斯德继续深入探索。他把封闭的酒放在铁丝篮子里，泡在水中加热到不同的温度，希望杀死乳酸菌的同时又不把葡萄酒煮坏。经过反复多次的试验，他终于找到了一个简便有效的方法：只要把酒放在摄氏五六十度的环境里，保持半小时，就可杀死酒中的乳酸菌，延长酒的保质期。这就是著名的"巴斯德杀菌法"（又称高温灭菌法），这个方法经改良后至今仍在使用，现在市场上出售的消毒牛奶就利用了这个原理。巴斯德没有申请专利，而是将"巴斯德杀菌法"公之于世，让更多的人受益。利用科研成果获利是学者的耻辱，这种信念，巴斯德一生都没有改变。

巴斯德共有过五个子女，可惜只有两个活到成年，其余三个不幸夭折，这些沉痛的经历激发他去研究各种疾病。在发现酒精变酸的秘密后，他正式向传统的"自然发生论"（无生源论）发起挑战。

古老的谚语说，破布可闷出小老鼠，说明古人认为生命乃至疾病都是自然产生的。新鲜的食品在空气中放久了会腐败变质，并出现微生物。这些微生物从何而来？当时有一种观点认为，微生物是来自食品和溶液中的无生命物质，是自然发生的。这就是所谓的"自然发生论"。巴斯德对此早有怀疑。于是，他开始着手进行研究，一面思考，一面实验。他特制了两种瓶子（曲颈瓶、直颈瓶），里面放着肉汁，然后分别用火加热将肉汁及瓶子杀菌。结果，放在有着弯曲长管的曲颈瓶里的肉汁，由于很难和空气中的细菌接触，经过四年仍没有腐败，放在直颈瓶内的肉汁，很快就变坏了。他认为，由于微生物会滞留在曲颈瓶的颈中，无法顺利进入汤汁内繁殖，使得汤汁长年不坏，而直颈瓶则相反。这说明万事万物都不是无中生有的，必须有原因，即使生物亦如此。在重复多次实验后，他最终用"疾病细菌论"（菌原论）证明传染病的发生也是由某种微生物引发的。

巴斯德的独到见解，虽然遭到一些保守学者的强烈反对，但他毫不气馁，经过多年的实验和理论总结，终于慢慢令大众信服。也正因为他的这个发现，人们才开始意识到伤口的腐烂和疾病的传染都是病菌在作怪。手术前消毒遂逐渐在医学界流行起来。

如果说这还只是巴斯德与细菌的前哨暗战的话，那么，在年逾半百之后，他与细菌、疾病的战斗就是面对面的肉搏了。

2．不是医生，却挽救了无数生命

1877年，法国东部出现了炭疽病。巴斯德偶然发现与空气接触的旧培养菌，其毒性会变弱。根据这个启发，他猜想，被处理过的细菌可能仍有免疫作用而毒性不至于引起发病，这或许可对付法国正在流行的炭疽病。

其时，炭疽病已被德国科学家柯霍揭去了神秘的面纱。于是，巴斯德在死于炭疽病的动物身上分离出炭疽杆菌，并在试管中培养它们，一代一代地繁殖使之毒性减弱。他又把炭疽杆菌培养在42℃—43℃的鸡汤中。这样，炭疽杆菌不能变成芽孢，从而便于被选择出没有毒性的菌株作为疫苗。他尝试着把这些毒性减弱的细菌疫苗注射到健康动物的身上。不久，他又把毒性强的细菌注射给同一只动物。结果发现，这只动物居然没有得病！这证明注射过减毒细菌的那只动物已经获得抵抗这种疾病的免疫力。

就这样，巴斯德研发了炭疽疫苗，成功打败了炭疽病，挽救了畜牧业，同时也给力图与新兴的德意志帝国一比高下的法兰西赢得了颜面。1881 年，他因为这项突出贡献，荣获十字奖章。1882 年，他被选为法兰西学院（Academie Francaise）院士，这是学者的最高荣誉。

年逾花甲之时，巴斯德开始转到对人类疾病的预防研究上，虽然他不是医生，但他依然为此呕心沥血。狂犬病疫苗的发明就是他事业的又一高峰。巴斯德的成就涉及好几个学科，不过他的声誉还是主要集中在发展疫苗以防止传染病方面。

长年累月废寝忘食的辛勤工作和不懈探索，严重损害了巴斯德的健康。他在 1868 年出现脑中风，身体左侧刺痛、麻木，还一度失去活动能力。在这期间，他口述一份备忘录，论述他富有独创性的实验。1887 年他再次中风，倒在书桌上，说不出话来。

巴斯德七十寿辰时，法国举行了盛大的庆祝会。他由法国总统搀扶着，从热烈的人群中走向主席台，接受人们的欢呼和祝福。大会颁给他一枚纪念章，上面刻着："纪念巴斯德七十岁生日，一个感谢你的法兰西，一个感谢你的人类。"

1895 年 9 月 28 日，在亲友及学生的环绕中，巴斯德安详地与世长辞。

从 19 世纪中叶以来，世界大多数地区的人口预期寿命大约延长了一倍。这有赖于现代科学和医学的发展，几乎为我们每个人提供了第二次生命。尽管功劳并非全部归于巴斯德，但他的贡献是如此的重要，以至于可以毫无疑问地说，降低人类死亡率的大部分荣誉应属巴斯德。他不仅是人类历史上最具影响力的人物之一，也是最值得所有世人尊敬的人。

研制炭疽疫苗的成功极大地鼓舞了巴斯德，他要用这个思路去征服当时另一种可怕的传染病。这一次，他主动出击。

3.孜孜以求的狂犬病斗士

中国人常说"谈虎色变"，却不知在很早的时候人们也"谈犬色变"。在文明程度不甚高的近代以前，犬类，尤其是疯狗，咬人导致的狂犬病，令人毛骨悚然。人一旦被犬、猫等病畜咬伤，数天后便会发病，数日之内便会死亡，幸免于难者极为罕见。这种病曾经和鼠疫一样，夺去了无数人的生命。19世纪中期以前，医生们无法治疗狂犬病，人们只能用最古老的办法——拿着木棍，沿街追打、击杀疯狗，试图获取安全感。后来，细菌被发现了，人们一度认为狂犬病的病原是某种细菌，于是又有了新的疗法。欧洲人相信，火焰与高温可以净化任何事物，包括肉眼所看不见的细菌。当时只要是被动物咬伤的人，都会被村庄中的壮汉们强押至打铁铺，请铁匠用烧红的铁棍去烙烫伤口，想借此"烧"死看不见的病原，但如此原始、残酷的做法，并没有治好狂犬病，除了增加病患们的痛苦外，一无所获，还常常加速死亡的来临。

巴斯德就是生长在那个充满恐惧的年代，小时候就曾经目睹过这形同酷刑、惨不忍睹的情景，9岁时还亲眼看到好朋友被狂犬咬伤后致死的悲惨事实，于是从小就有征服狂犬病毒的志向。在积累了丰富的知识后，他决定迎难而上，一旦他立志要做某件事，就决不放弃，直至登上成功之巅。

19世纪80年代初，为了探索狂犬病的秘密，年近花甲且久病缠身的巴斯德可谓置个人生死于度外。他抓来疯狗，冒着咬伤的危险，蹲下身甚至跪下来，耐心地等待被捆绑的恶犬一滴一滴地流下口水。他又一点一点地把那些毒液收集起来，如获至宝。要知道，他是一个患有中风的年迈老人，这需要多强的毅力支撑和多大的体力消耗啊！

随后，巴斯德把疯狗的口水提炼并注射到健康犬的大脑中，不久，被注射的犬发病死亡。经过多次动物实验，巴斯德推论出狂犬病的病原，应该都集中在被害动物的神经系统。

这是可喜的第一步。此刻，制备炭疽疫苗的过程启发了巴斯德。他大胆地提出一个设想，从患狂犬病死亡的兔子身上取出一小段脊髓，悬挂在一支无菌烧瓶中，使其干燥，看它是否还有致命的危险。经过反复实验，他发现，没有经过干燥的脊髓是极为危险的，而经过干燥的脊髓却没那么危险。如果将未干燥的脊髓研磨后注入健康犬体内，此犬必死无疑；相反，将干燥后的脊髓注入健康犬体内，这些犬都安然无恙地活了下来。

于是，巴斯德推断出干燥处理过的脊髓，病原体已经死了，至少毒力非常微弱。最后，他把干燥的脊髓组织磨碎加水制成疫苗，注射到一条健康犬的脑中，再让它接触致命的病毒，奇迹发生了，它安然无恙！又经过反复实验后，巴斯德终于证明：接种过疫苗的犬即使脑中被注入狂犬病的病原也不会发病！

于是，巴斯德把多次传代的狂犬病病原体随兔脊髓一起取出，悬挂在干燥的、消毒过的小屋内，使之自然干燥 14 天减毒，然后又把脊髓研成乳化剂，用生理盐水稀释，这就制成了原始的巴斯德狂犬疫苗。

虽然在那个时代，人们无法知晓狂犬病是由病毒引起而非细菌作孽，但这并不妨碍伟大的科学家用实践精神和经验积累来对抗顽疾。

经过五年的艰苦努力，巴斯德终于宣布狂犬疫苗研发出来了！可是，人类也能得到良好的预期效果吗？谁也不敢打保票。

按当时的法律规定，巴斯德很难找到可供试验的人。他要求在死刑犯人身上尝试，但法庭坚决不同意。万般无奈之下，他竟打算在自己身上做试验。家人和亲友们得知后大惊失色，百般劝阻，最后竟将这位老人看管了起来。

机会最终还是会给有准备的人。

1885 年 7 月 6 日，一名 9 岁的小男孩在母亲的陪伴下，来到巴斯德的实验室。他被疯狗咬伤了。

在四五天前，小男孩一个人上学时，一条疯狗朝他猛扑过来。孩子无力自卫，被咬翻在地。幸亏路人从疯狗的嘴里把他救下来。在当地医生的建议下，母亲立即带着满身血污的儿子直奔巴黎，寻访巴斯德。

巴斯德望着这个被咬得皮开肉绽的孩子，却不禁犹豫起来。这位勇敢的科学家在征途中一向无所畏惧，然而今天，他犹豫了。他能从死神手中夺回小生命吗？

如果不采用有效的疗法，死亡是不可避免的。狂犬病伤者被咬伤后不会立刻发病，在这段病魔潜伏的时间里，如果可以打疫苗，也许疫苗就能和病原体来一场赛跑，只要疫苗唤起体内抵抗力的速度比病魔进攻快，也许伤者就能得救。巴斯德这样想。

最终，带着疑虑的心情，在孩子母亲的哀求下，他决定放手一搏，开始一项惊心动魄的尝试——用在狗身上试验成功的疫苗给孩子治病。从 7 月 7 日开始，他天天给孩子种疫苗，疗程共 10 天。

在第一天晚上，小男孩拥抱着"亲爱的巴斯德先生"安然入睡。可对巴斯德来说，那绝对是残酷的一夜。他辗转反侧，焦虑万分，甚至对自己长期积累的实验成果也似乎失去了信心。

7 月 16 日，治疗结束。由于过分焦虑，巴斯德已经筋疲力尽，不得不到法国中部山区休养几天。然而，他心里依然时刻牵挂着男孩的情况。每天早晨，他都忧心忡忡地等待着有关孩子健康状况的信件或电报。在寂静的山林中，他常常默默地走着，默默地祈祷。直到 8 月 3 日，男孩安然无恙的消息传来，他那颗悬着的心才彻底放了下来。

这位幸运的男孩挽着母亲的手，活蹦乱跳地回到了家乡。

不久之后，巴斯德又用同样的办法治好了另一名见义勇为、不幸被疯狗咬伤的牧童。

狂犬疫苗在人类身上试验成功了！消息很快轰动了整个欧洲。来自各国的贺信雪片般涌向巴斯德。巴斯德的研究成果从此拯救了无数的病患。人们都为他杰出的成就而由衷地欢呼，并亲切地称他为"伟大的学者，人类的恩人"。

今天，狂犬病已经在发达国家很罕见了。回过头来，现代人不禁要问，为何狂犬病能让人们如此恐慌，能让巴斯德如此费心劳神呢？

二、瘐狗噬人，九死一生

1. 心爱宠物，反目成仇

犬是人类驯化最早的动物，也是人类饲养最多的宠物。它们聪明、机警、灵敏、勇敢、活泼、好动、忠心，颇受人们喜爱。此外，它们在看门、军事、缉毒、营救、导盲、通信、放牧、狩猎、医药和科研等方面用途广泛，还可以作为一些人精神寄托的伴侣，特别深受妇女、儿童、老人和残疾人的青睐。

不过，疾病是无情的，当它入侵到犬类等动物的身上时，这些平时乖巧温顺的小动物，很可能会突然露出狰狞的利齿，变成置人于死地的恶魔。

狂犬病（rabies），就是这样的传染病。

这是一种非常古老的人兽共患恶性传染病，曾给人类造成了一次次沉重的伤痛。

早在春秋时代，《左传》中就有"襄公十七年（公元前556年），国人逐瘈狗，瘈狗入于华臣氏，国人从之。华臣惧，遂奔陈"的记载。故事背景是，宋国（今河南商丘一带）人驱逐狂犬，狂犬闯入华臣的府第，人们跟在狗后穷追猛打，华臣以为自己是被驱逐的目标，竟吓得跑到陈国去了。由此诞生了一个成语"瘈狗噬人"，意即疯狂的恶人做尽坏事。

瘈狗即疯狗，看来中国人早在两千五百多年前就已知道疯狗的严重危害，因此人们见狂犬就群起而逐之。这可能是中国历史上对狂犬病的最早记载。

战国时期的《吕氏春秋》中还有"郑子阳之难，猘狗溃之"的说法。西汉《淮南子》也载"因猘狗之惊，以杀子阳"，认为郑国臣相子阳之死，是被狂犬咬伤所致的。这可能是中国最早的狂犬病病例记载。连社会的上层人物都惨遭狂犬毒口，一般的老百姓就更容易因此命丧黄泉了。

在古代两河流域的文献中，考古工作者也发现了关于狂犬和狂犬病的记载。当地的先民把狂犬病爆发当作城邦即将毁灭的奇特预兆，出现了大量治疗和对抗狂犬病的咒语和占卜术。在他们的谚语和书信中，常用狂犬来比喻恶人。在亚述王宫建筑中，凶恶的狂犬神还被雕刻在宫殿大门上做守门之神。

狂犬病发作时是怎样的？古人早就总结出特征了，即"初中毒时，人不觉，平时忽然发惊，日久哮吼，嘶喊叫跳奔跑者，难医"，又说"如受其毒，不早医治，九死无一生"。

现代医学告诉我们，狂犬病的主要发病特点为发烧、头疼、怕风、怕强的光线和声音、怕水，进而发生全身痉挛、四肢抽搐、头背向后仰、牙关紧闭、吞咽困难、呼吸困难、大汗流涎等，最终出现肢体麻痹、瘫痪，甚至精神错乱，呼吸、血液循环衰竭而亡。发病的病患基本上都会在数日内死亡，病程一般不超过一周，病死率却接近100%。

典型的疯狗常表现为两耳直立、双目直视、眼红、流涎、消瘦、狂叫乱跑、见人就咬、行走不稳，但也有少数疯狗表现沉默、离群独居，受惊扰则狂叫不已，吐舌流涎，它们会慢慢发展到全身麻痹而死。有的狗、猫虽表面上没有上述突出表现，依旧文静可人，但可安全携带狂犬病毒，瞒天过海，它们咬人后照样可以使人得狂犬病。

为什么曾经寄托了人类许多情感的爱犬，会突然疯癫噬人呢？

2. 狗疯？人疯？

经过 19 世纪巴斯德那一代科学家们的努力，人们终于知道，人和动物罹患狂犬病是由于感染了狂犬病毒。

狂犬病毒形似一颗蓄势待发的子弹，外层为含脂质的囊膜，内部为含核蛋白的核心，属于单股 RNA 病毒。这些疾病元凶虽然制造了很大的恐怖，但色厉内荏，本身并不怎么坚强。它不耐热，对多种消毒药物也颇为敏感。日光、紫外线、超声波、酒精、碘液和肥皂水都能使之毙命。不过，它能抵抗杀灭细菌的抗生素，生性又喜欢冷冻的状态，可在此长期存活。冬天野外病死的狗，其脑组织中就能找到这些病毒的活体。

狂犬病毒主要存在于患病动物的延脑、大脑皮层、小脑和脊髓中，其唾液腺和唾液中也常含有大量的病毒。人一旦不慎被患狂犬病的动物咬伤、抓伤，就有可能遭到狂犬病毒的入侵，引起狂犬病。在很特殊的条件下，人也可以通过呼吸道的空气飞沫感染这种可怕的病毒。

动物和人类的神经组织是这种病毒的特殊美味。从咬伤部位侵入后，病毒就在附近的肌肉神经纤维处聚集繁殖，然后再侵入邻近的末梢神经，步步渗透，流着馋嘴的口水。从局部伤口到周围神经，它需要花费的时间一般为三天以内，也有人认为它可在入侵处停留两周或更长。渐渐地，狂犬病毒沿周围神经的轴索浆向心性扩散，直达背根神经节后，病毒即在其内大量繁殖，最后闯进了脊髓和整个中枢神经系统，主要侵犯脑和小脑等处的神经元（神经细胞）。在进入中枢之前，很多病患的症状不很明显，因为此时的病毒大体上还在悄无声息地潜行，尚未接近行军终点。有时候，由于特殊原因，这些病毒的进展也受到阻碍，于是造成了狂犬病或长或短的潜伏期，一般是 10 天到 3 个月，很少超过一年，偶尔有十几年的报道，视被咬部位距离中枢神经系统的远近和咬伤的程度而异。但是，几十年以后才发病的报道是缺乏科学依据的。

事实上，狂犬病毒侵入皮肤后，一早就把目标锁定在神经细胞上了。病毒把周围神经细胞上的轴索当作"高速公路"，顺着这条公路，正常情况下以每小时 0.5—4 厘米的速度，慢慢进攻到脊髓和大脑。因此，从表皮伤口入侵到大脑的这段时间，病患未必出现相关的症状，疫苗也还有较多的时间和机会绝地反击，及时唤醒、诱发身体的免疫系统产生抗体，对抗和消灭病毒。这就是巴斯德可以拯救被疯狗咬伤的小男孩的一个重要原因。

病毒逗留在中枢神经系统中，经过繁衍生息，把神经系统蹂躏得乱七八糟，又反过来向周围神经离心性扩散，侵入到各组织与器官，尤其是唾液神经核、舌咽神经核和舌下神经核受损，病患会随之出现相应的症状。

人类和动物的中枢神经系统无疑是重灾区。在显微镜下，由于遭受病毒的蚕食，病理学家可以清晰地观察到急性弥漫性脑脊髓炎，脑实质充血、水肿及微小出血。

被狂犬咬伤后是否发病，受很多因素影响，比如进入人体的狂犬病毒数量多少；咬伤是否严重（大面积深度咬伤就比伤口很小的浅表伤容易发病，多部位咬伤也比单一部位咬伤容易发病）；被咬伤后是否正确及时地处理伤口；受伤部位，如头、面和颈部等靠近中枢神经系统的部位或周围神经丰富的部位，较咬伤四肢者的发病率和病死率要高；抵抗力高低，抵抗力差的人更易发病。虽然如此，任何人都不应该存有侥幸心理，万一被咬伤，还是应该尽早就医，以免耽误时间。

典型病例进展过程可分以下三期。

首先是前驱期，在兴奋状态出现前，大多数病患有低烧、食欲不振、恶心、头痛、倦怠、全身不适等，酷似感冒，继而出现恐惧不安，对声、光、风、痛等较敏感。还有的早期症状是伤口及其附近感觉异常，有麻、痒、痛及身上有如蚂蚁爬的感觉等，这是病毒繁殖刺激神经元所致。

2—4天后，病患进入兴奋期，逐渐呈现高度兴奋状态，突出表现是极度恐惧、恐水、怕风、吞咽困难、呼吸困难、排尿排便困难、多汗流涎等。恐水症（Hydrophobia）是狂犬病的特殊症状，是咽肌痉挛所致，但不一定全部病患都有。典型病患见到水、听到流水声、饮水或仅提及水时，均可引起严重咽肌痉挛，虽渴极而不敢饮，即使饮后也无法下咽。怕风也是常见症状之一，虽微风也能引起咽肌痉挛。其他刺激如光、声、触动等，均可导致同样反应，严重时，可出现全身疼痛性的抽搐和麻痹。呼吸肌痉挛则可导致呼吸困难及发绀。病患的神志大多清楚，虽极度恐惧和烦躁不安，但很少有伤人行为。随着兴奋状态的加剧，部分病患可能出现精神错乱、谵妄、幻视幻听、冲撞号叫等。以上表现，正是狂犬病毒侵犯中枢后再向各器官扩散所致。这一阶段，病程进展很快，很多病患在发作中死于呼吸衰竭或循环衰竭。这个时期一般持续 1—3 天。

在痉挛停止后，病患渐趋安静，但出现弛缓性瘫痪，尤以肢体软瘫最为多见。这就进入了麻痹期。他们的呼吸渐趋微弱或不规则，并可出现脉搏细弱、血压下降、反射消失、瞳孔散大，迅速死亡。临终前病患多已进入昏迷状态。

狂犬病绝对不能顾名思义，因为病毒无情，它会把狗变疯，也能把猫、狸、獾等动物甚至人变狂。目前，狂犬病呈全球性分布。在发展中国家，猫、犬等家养动物仍是狂犬病的主要传染源；在欧美发达国家，由于通过定期注射疫苗，这些家养动物的狂犬病已经得到了有效的控制，蝙蝠等野生动物反而成为狂犬病的主要传染源。世界卫生组织估计，全球每年死于狂犬病的人数超过 55 000 人，其中 95% 发生在亚洲和非洲的发展中国家。亚洲，特别是南亚和东亚是全球狂犬病疫情最重的地区，印度和中国狂犬病报告发病数居全球的前两位。总体来看，儿童是受狂犬病危害最大的人群。

三、坚持，生命的动力

很多人年轻时都有过理想，理想有高不可攀的，也有实实在在的，巴斯德也如此。但是，有了理想就一定意味着成功吗？在这个星球上，成功的人永远是少数，因为，理想仅仅是生命的灯塔，在人生的航程上，你有了理想，只是说明你看到了遥远的一缕光芒、一个目标，但并非每一个人都有驶向目标的动力、到达彼岸的耐力、忍受痛苦的能力和百折不挠的毅力。在茫茫海面上，如果人人都能心想事成，那么就不存在成功与失败，不存在杰出与平庸了，毕竟，在这一望无际的大海中，到处隐藏着惊涛骇浪和暗礁险滩。

我们往往只看到了成功者光鲜灿烂的一面，看到他们手捧鲜花、一脸的微笑，很少有人注意到他们多年来背后的心酸和孤寂。虽然现代生物学都记载了巴斯德的重要成就，但当初几乎所有的科学家都反对过他。巴斯德从不放弃他的看法，提出食物腐烂乃是微生物作用的新观点。他说："微小的细菌，看起来是静止的，但是只要有适合的环境，也会遵守生命的法则，进行活动。"这一说法使反对他的人大受刺激，纷纷提出棘手的问题来刁难他。具有骑士精神的巴斯德，是拿着科学的长矛，信仰的盾牌，孤身作战的。

许多年后，当巴斯德功成名就时，有人问他成功的经验。

这位老者只是微微一笑，仿佛一切的困难、一切的苦闷、一切的怨愤都是过眼云烟，淡淡地说："告诉你我能达到目标的奥秘吧，我唯一的力量就是坚持的精神。"

坚持的精神，不仅是科学家的瑰宝，也是全人类实现梦想、达成理想的基石。英国首相丘吉尔在演讲中，提到成功的秘诀时，只用了三句话：第一句是"绝不放弃"，第二句是"绝不绝不放弃"，第三句是"绝不绝不绝不放弃"。

在追求成功的道路上，除了要有对成功的渴望和自信，还要有锲而不舍的精神。

坚持的意义并不在于一时决心立志的气势，而在于立志之后日复一日的平凡简单和重复，就像顺着屋檐流下的水滴，细水长流，日积月累，直到穿透地上的坚石。

不是每个人都可以做巴斯德，都可以做伟人，但是每个人都可以不做庸人，只要他心中有那么一种精神在驱动着他的生命。

毋庸置疑，巴斯德和柯霍都参与征服了人类历史上最凶顽的疾病，让无数人看到了希望。没错，人类的潜能无比强大，他们的文明也在加速地一往无前。可是，人类真的可以征服一切吗？

第十二章

疟疾，冷热交逼

时间：公元前 323 年

灾区：今伊拉克

疫病特点：全身忽冷忽热，严重者昏迷而死

影响：亚历山大帝国的扩张戛然而止，不久即土崩瓦解

一、亚历山大大帝，英年早逝

1. 西方世界的千古一帝

公元前 4 世纪末一个盛夏的黄昏，从哀乐声声的巴比伦城中走出一列庞大的队伍，护送着灵车向西逶迤而去。队伍后面，成群的乌鸦搅动着暮色，呜咽中的尖利与苍凉令人胆战心惊。

灵柩中静静躺着的，是一位令敌人闻风丧胆的君主，他唯一的败仗就是输给了死神。此刻，他，亚历山大大帝，终于可以好好地安息了。

亚历山大大帝（公元前 356—前 323），古代马其顿国王，

著名的军事家和政治家。他是欧洲最伟大的统帅之一，足智多谋，在成为马其顿国王的短短十三年中，以其雄才大略东征西讨，先是确立了马其顿在全希腊地区的统治地位，后又灭亡了波斯帝国，在横跨欧、亚的辽阔土地上，30岁时就建立起了一个西起古希腊，东到印度恒河流域，以巴比伦（今属伊拉克）为首都的泱泱大国，创下了前无古人的辉煌业绩，促进了古希腊文化的繁荣，推动了东西方文化的交流和经济的发展，对人类社会的文明进展产生了重大的影响。他的军事指挥才能出类拔萃，后世许多军事领导人和军校都曾大力研究他的军事思想。

马其顿原是位于希腊北部边陲一个贫瘠落后、默默无闻的城邦，马其顿人属多利亚人分布在希腊北部的诸多部族之一，是希腊人的近亲，但文明开始得比希腊晚。

公元前336年，老国王遇刺身亡，儿子亚历山大迅速平定了马其顿贵族的叛乱，巩固了王位。在消灭了国内所有反对派之后，他用了不长时间就征服了希腊境内的三大势力：雅典、底比斯、斯巴达，确立了马其顿在希腊的地位。接着，他开始东征波斯。据说，出征前，亚历山大把自己所有的地产收入、奴隶和畜群分赠他人。当时有将领迷惑不解地问道："陛下，您把所有的东西分光，把什么留给自己呢？""希望！"亚历山大干脆利落地答道，"我把希望留给自己！它将给我带来无穷的财富！"就这样，他怀着对无穷财富的渴望，离开故土，踏上了征程。

在以少胜多击败波斯人并推翻其统治者大流士三世、征服整个波斯帝国之后，为了寻找并抵达"世界的尽头和大外海"，踌躇满志的亚历山大大帝在公元前326年计划向印度进军，但最终由于军队强烈不满而不得不撤军。

正当他的霸业蒸蒸日上之际，公元前323年5月底，正在谋划入侵阿拉伯的亚历山大在巴比伦突然发病，约十天后就死了，其时还不满33岁。

对于常胜不败的亚历山大英年早逝，人们猜测纷纷，假如他还活着会发生什么事，假如他挥军入侵西地中海诸国，很可能大获全胜，那么西欧乃至整个世界的历史就会被彻底改写，今天的世界版图和政治秩序也许会迥然不同。

亚历山大东征西讨所带来的最重要影响是使得希腊和中东民族开始密切往来，极大地丰富了这两个地区和民族的文化。他在世期间及死后不久，希腊文化迅速传入伊朗、美索不达米亚、叙利亚和埃及；而此前希腊文化仅以缓慢的速度传播。亚历山大还把希腊的影响传播到以前从未到达的印度和中亚地区，他将希腊文化一直向东传播，促成希腊化时代的到来，直到15世纪，仍然能在拜占庭帝国中发现这些痕迹。文化交流绝不是单向传播的，在希腊化时代，东方文化，特别是宗教思想开始慢慢传入希腊世界。就是这种具有希腊特征但也深受东方影响的文化，最终对罗马产生了重要影响。

亚历山大在其征战生涯中，先后建立了二十多个城市，其中最著名的便是以他名字命名的埃及亚历山大港，它很快成为世界主要城市之一，一个著名的经济、学术和文化中心。

这位帝王是历史上最富有戏剧性的人物，他的经历和个性一直是众多文艺作品的源泉，关于他的名字就有许多传说，据说本义是"人类的守护者"。16岁以前，他师从大学者亚里士多德，老师把他训练成体魄强壮、运筹帷幄的斗士和国君。20岁时他继位成为国王，他以古希腊神话中的英雄阿喀琉斯为偶像，最终自己也成为一个近乎神话的人物。他的志向是做一名不受时空限制的最伟大的勇士，历史似乎也应该给予他这种称号。作为战士，他智勇双全；作为统帅，他无与伦比。他宽宏大量却又冷酷无情；他聪明理智却又恣意放纵。在十年多的征战中，他几乎战无不胜，辛辛苦苦打造了一个威名赫赫的亚历山大帝国。历史这样总结他的一生：不是为了赶超前人，而是为了让后人无法超越他。

然而在他突然死亡后，由于没有指定继承人，王国内部争夺激烈，将领争权夺利，最终引发内战，亚历山大帝国不久即分崩离析。

曾统治大半个已知世界的帝王暴毙，各种猜测纷起实在不足为奇，但有些传闻今天看来仍缺乏有力的佐证。综合来看，亚历山大之死大致有阴谋毒杀说和自然病殁说两种，两者各有理据，但也都有难以令人完全信服之处。后者细分下去，又有死于疟疾、死于旧伤复发、死于酗酒引起的酒精中毒等，甚至近年来美国一些科研人员还推论他死于"西尼罗河病毒"感染，观点纷繁芜杂，即使找到遗体并开棺验尸，恐怕也无法确认死因。这一谜团可能永远湮没在历史的尘埃之中，无法彻底找到真相，不过，亚历山大死于急性传染病——疟疾，一直是流行最广的说法。

2. 征服者的溘然长逝

古希腊史学家阿里安在《亚历山大远征记》中记录了他死前最后的日子："5月29日，他因发烧睡在浴室中。翌日，他沐浴后进入寝宫，与米迪厄斯整日玩骰子。晚间沐浴，献祭神明，进餐，整夜烧未退。5月31日，依例再沐浴、献祭，躺于浴室中之际，听尼尔朱斯讲述航行大海的探险经历取乐。6月1日，他烧得愈发厉害，整夜难安。次日仍整天高烧，他命人将床移至大浴池旁，躺在床上与诸将领讨论军中空缺及如何挑选补足。6月4日，他病况更为恶化，须由人抬至户外进行献祭。之后他命高级将领在宫廷院内待命，命亲兵指挥官夜宿寝宫外。6月5日，他被移至幼发拉底河对岸的王宫中，略睡一下，但高烧不退。当将领们进到宫中，他已不能言语，直到6月6日均是如此。马其顿的将士们此刻相信他将不久于人世，纷纷拥向宫门，要看他最后一眼……门扉推开处，他们列队鱼贯缓缓走过他的床边……"

阿里安的记述对后世影响至深。

苏联学者塞尔格耶夫曾在《古希腊》中根据当时的情况进行了认真考察，推测亚历山大很可能是在征途中染上了恶性疾病，而过量的饮酒则引起了疾病恶化，最终死于非命。

在《亚历山大新传》一书中，美国学者高勒写道："亚历山大由于长期在沼泽地区作战而染上恶性疾病，在6月13日晚上发作，从此离开人世。"他进一步考证指出，亚历山大由于长期在沼泽地区作战而染上了疟疾，虽然曾经暂时止住了疾病的侵害，但临死之前的那次酗酒引起了疟疾复发，并夺走了他的生命。

英国著名史学家赫·乔·威尔斯认为："在巴比伦，亚历山大有一回酩酊大醉以后，突然发烧，从此一病不起，不久就死去了。"

《大英百科全书》也有类似的看法："在一次超长的酒宴之后，他突然一病不起，十天之后，即公元前323年6月13日去世了。"

如果亚历山大真的患疟疾而死，那么，当时的情况大致应该这样：

炎炎溽暑的一天，面容憔悴的亚历山大正无精打采地缩在行军床上，两只手颤抖不已，还一刻不停地撕抓着身上厚厚的被子，那被子已经盖了一层又一层，但仍无丝毫暖意，反像一个冰窟。这双曾经在战马和长矛之间扭转乾坤的健壮大手，如今显得枯瘦如柴。他的嘴唇也已经开始抽搐起来，在冰冷的内寒中甚至黯然发紫，每次抽动都带来巨大的痛苦。他的一双眼窝深陷的眼睛，慌乱无神地瞧瞧这又瞧瞧那，有时又仿佛无比怀疑地死死盯住身旁的每一个人。

从夜间到白天，寒魔在他的体内肆虐横行。好不容易，旭日终于升起，一缕阳光透过巴比伦神殿的门窗投射到他阴暗的卧室内，寒气似乎正在消退。然而，他睁开眼睛的次数却越来越少了，被瘟神糟蹋得不成样子的脸庞，在日光的映衬下，显得越来越苍白。此刻，高烧好像一场暴风雨，接着寒气向他疯狂袭来，使他全身似乎无时无刻不处在火焰的煎烤甚至焚烧中，汗水把被单都浸湿了。他那蒸干的躯体被病魔的长矛刺得千疮百孔，被这非人的痛苦折磨得慢慢不省人事，被这从天而降的妖风吹得扭曲失形！

卫士们、大臣们、御医们、巫师们束手无策，惊恐不已。不久之前，国王还能与他们把酒狂欢，现在，这副残躯还能支撑多久却无人敢去猜测。那一次次的祭祀，一次次向神灵祷告，完全徒劳。有的兵士看着自己爱戴的国王，曾经英雄一世的伟大领袖，如今却如同一根即将被疟疾燃烧殆尽的蜡烛，不禁失声痛哭。

然而这一切，都不能阻拦死神的脚步。

夺去一代英主生命的疟疾，到底是如何神秘地与死神结伴同行的呢？

二、嗜血毒蚊，助"咒"为"疟"

1. 上下求索数千年

今天，疟疾（malaria）以及它与蚊子的亲密关系，在全世界已经家喻户晓了，但是在过去漫长的历史时期，人们对这种古老疾病的认识，充其量只是恐惧和迷惑。

远在两千多年前的《黄帝内经·素问》中即有《疟论篇》详细论述了传统中医眼里的疟疾病因、症状和疗法，并从发作规律上将其分为"日作"、"间日作"与"三日作"。

疟疾在中国古代被归类为"瘴气"，在史籍中从来就不乏它的可疑身影。三国时诸葛亮"深入不毛"南征孟获，唐朝天宝年间李宓攻打南诏，大清乾隆年间清军数度进击缅甸，都不同程度地受到当地风土病的袭扰，有时竟会"及至未战，士卒死者十已七八"。疟疾在其中实在难脱干系。

从"疟"字的古代字形看，它从"虎"从"匕"，"虎"字的形象是鬼头，"匕"字的形象是手执刀或叉。可见古人造"疟"字的意象为：疟之为病乃鬼以刀叉袭人致病。古代很多书籍也记述古人以鬼为疟疾病因，如《范东阳方》记有"疟疾鬼"，《马经通玄方论》言有"鬼疟"，《太平御览》则载有"温鬼"等。古人认为，既鬼魅为病，当避鬼为防，逐鬼为治。

在古代西方，情况也大致如此。长期以来，人们认为疟疾是神的旨意或者魔鬼的诅咒，于是便有了亚历山大被下了符咒患疟疾致死的传言。古罗马作家和古典学者马尔库斯·图留斯·西塞罗（Marcus Tullius Cicero）不止一次地说，疟疾这种热病的发生是源于神的意志，因此它是不可抗拒的。古罗马作家盖乌斯·普林尼·塞孔都斯（Gaius Plinius Secundus）在《博物志》中也指出好几种他认为可预防疟疾的有效符咒。

古希腊和古罗马也有不少医生判断此病的发生与沼泽地上的水或有毒的水气相关。有人甚至给疟疾下了"败坏了的水气"或者"易致病的有毒物质"这样的定义。英文"疟疾"一词就是由"坏的"(mala) 和"空气"(aria) 两个词根组成。这正体现了古代西方人认为疟疾是邪恶精灵借着夜间空气进入人体的观点。

人类就这样在历史的漫漫长夜中，摸索着认识疟疾、躲避疟疾、抵抗疟疾，许许多多的生命就在这个过程中殒逝。

1880 年，外科医生阿方斯·拉韦兰（Alphonse Laveran）在阿尔及利亚用显微镜观察到疟疾病人血液中的疟原虫。17 年后，英国科学家罗纳德·罗斯（Ronald Ross）发现了蚊子与疟疾的关系。从此，疟疾的真正病因水落石出。1897 年 8 月 20 日，罗斯首先在一种学名为 anopheles 的母蚊胃壁上找到了疟原虫。第二天，他又解剖了一只蚊子，也获得了同样的发现。在传播疟疾中起到关键作用的疟蚊，就这样被锁定了！为表彰他的功绩，罗斯在 1902 年被授予诺贝尔奖。

2. 显微镜下，恶行暴露

在世界大部分地区，每到雨季傍晚，疟蚊就会飞来飞去搜索人的汗液气味。一只母疟蚊每三天就必须吸血一次。它每次吸血最长可达 10 分钟，吸入的量可以是自己餐前体重的大约两倍半。换算成人类的标准，相当于一次喝下一浴缸的奶昔！

疟疾就是由母疟蚊叮咬人体后，将其体内寄生的疟原虫传入人体而引起的。体内带有疟原虫的病患或无症状之人，是疟疾的传染源。此病以周期性冷热发作为最主要特征，可导致脾脏肿大、贫血以及脑、肝、肾、心、肠、胃等器官受损，严重时致命。它一年四季皆可发病，但以夏秋季蚊子最活跃时，病患最易受到侵害。由受到感染到出现发热，称为潜伏期。不同种类的疟原虫（如间日疟、三日疟、卵形疟、恶性疟），其潜伏期并不一致，大多从两周到一个月不等。潜伏期末，病患可出现前驱症状，如头痛、恶心、食欲不振等。

亚历山大大帝发病于 5 月底的今伊拉克境内。当年这一带有许多沼泽和森林，气候又炎热、潮湿，正是蚊子滋生的理想之处。他病前又曾大量喝酒，酒精从皮肤猛烈挥发，带出大滴大滴的汗珠，很容易刺激蚊子灵敏的嗅觉，招来这些饥肠辘辘的昆虫。他自然就被蚊子叮咬，继而受到感染。

典型的疟疾多呈周期性表现，表现为间歇性寒、热发作。

一般在发作时先有明显的骤然寒战，病患全身发抖，面色苍白，口唇发绀。若在盛夏，虽盖棉被数层也感觉不到暖和。寒战持续 10 分钟至 2 小时，接着体温迅速上升，常达 40℃ 或更高，病患面色潮红，皮肤干热，烦躁不安。高热持续 2—6 小时后，病患全身大汗淋漓，大汗后体温降至正常或正常以下。其后，自觉舒畅而乏力，嗜睡，入睡数小时，醒后更觉畅快。但经过一段间歇期后，病患又开始重复上述的寒战、高热发作，周而复始。

这是因为，疟原虫在人体血液内的红细胞中增殖为裂殖子，使红细胞胀大破裂，此时，大量的裂殖子和疟原虫代谢产物进入血液循环，与免疫细胞一起，引发异性蛋白反应，使得肌体肌肉收缩产热。这些物质又可作用于大脑的体温调节中枢，进一步引起发烧及其他相关症状。疟原虫完成第二次增殖时，再重复以上的发病过程。不同种类的疟原虫，其增殖时间不一致，因而发作周期也不一致，比如间日疟是 48 小时，三日疟是 72 小时，而恶性疟则时间不规则。部分疟原虫引发的疟疾，虽导致病患反复寒战、发热，但经过多个周期之后，有些病患是可以自行缓解、不治而愈的。不过，有一种叫"恶性疟"（热带疟）的疟原虫，它引发的疟疾不经治疗，难以自行好转，能使肝脏、肾脏等器官急性衰竭，还能破坏脑功能，常可夺命。

可怕的是，目前全世界的疟疾约有一半是由恶性疟原虫引起的，占了死亡病例中的 95%。这是唯一能侵袭脑部的疟疾，且它的攻击速度奇快，很少有致病因子残害人体的速度能与之比肩。一个非洲少年或许早上还快乐地踢着足球，当天晚上就可死于恶性疟。

疟疾现在仍是一百多个国家的固有疾病，世界有一半的人口受到威胁，大多是 5 岁以下的儿童，大多住在非洲。

台湾曾经也是疟疾横行的地区。其抗疟史可以追溯到早期日据时代，当时总人口约 560 万人，有约 188 万人感染，每年死亡的人数达 1 万以上。抗战胜利之后，在当局与民众的努力之下，1965 年 11 月 1 日，世界卫生组织将台湾地区列入疟疾根除地区。虽然已经根除了近半个世纪，但是疟原虫还会潜藏在一些远离人类的河川山林中伺机侵入，再加上地区间交流日益频繁，境外感染再移入境内的机会大增。人们断不能放松警惕！

3. 国王的鉴证实录

让我们重回 2 300 多年前的巴比伦，试着还原现场吧。

一切都是从不痛不痒的那一叮开始的。

那是一个湿热的夜晚。有一只蚊子借着夜色飞来。它有着纤细的长腿和带有花斑的翅膀，分类上属疟蚊，是唯一能够携带人类疟原虫的昆虫，而且它定是母的。因为公蚊对血不感兴趣，喝植物汁即可满足，但母蚊却必须仰赖蛋白质丰富的红细胞血红素来孕育它的后代。

也许听到了蚊子的嗡鸣，酒后的亚历山大把脚不自觉地伸了一下，蚊子看清了目标，于是往下俯冲，然后又静悄悄地降落。

这只母疟蚊停在亚历山大大帝沐浴后裸露的皮肤上。此刻，由于它之前吸食过疟疾病患的血，体内也就携带了一批寄生的微生物。只见它弓起背，低下头，摆出一副蓄势待发的姿势。接着，它将那如短剑般又尖又细的口器刺进皮肤。这口器看似微细，其实是由不同的工具组成的：有切割刀和摄食管，由两个小小的颌骨辅助驱动。利刃钻入表皮，穿过一层薄薄的脂肪，然后便进入了充满血液的微血管网。由此，蚊子开始痛饮起来。

为防止血液凝固，蚊子会在它叮咬的区域洒上一层润滑用的唾液。坏事就是这时候发生的。它的唾液腺内有极其微小的生物，会随着那润滑用的唾液一喷，搭乘顺风车进入人体。这些生物，正是疟原虫。在一滴句号般大的液体中，可以有5万条疟原虫在游动。一般而言，常会有几条一同进入血液。但其实只要一条疟原虫就足以致命了！那母疟蚊就如同一支带毒药的皮下注射针，吸食人血的同时，将疟原虫注入亚历山大的体内。

这些疟原虫只会在血管内停留几分钟，然后就跟着血液循环到亚历山大的肝脏，那才是它们落脚的第一站。每条疟原虫都会入侵一个肝细胞，但几乎可以肯定的是，此时的亚历山大毫无察觉，好梦正酣。接下来的一两周内，他可能依旧若无其事，完全不知一个可怕的敌人正在悄悄靠近。

从母疟蚊的唾液腺到宿主的肝细胞是一趟看似平静的旅

程。就连肝脏，那个用于过滤血液毒素的红色大囊袋，本身似乎也安然无恙。然而，当疟原虫从肝脏出发，开始攻击红细胞时，风云突变了！钻进这些红细胞体内之后，疟原虫就开始一边吃，一边繁殖。就这样大快朵颐一个星期左右，原本红细胞里面的东西都被掏空了，挤满的都是疟原虫，就如同一个腐败变质的罐头。

红细胞于是开始膨胀破裂，一大群疟原虫被释放到血液中，然而仅仅 30 秒钟之后，这些疟原虫又安全地钻进了新的宿主红细胞，继续繁衍后代和啃噬。酒足饭饱、兽欲满足，而细胞被彻底榨干吃净后，它们再次破门而出，寻找新的目标细胞，如此循环反复。亚历山大的整个血液系统内，很快挤满了蠢蠢欲动的疟原虫。它们裹挟着自身的排泄废物，终于刺激了免疫系统和体温中枢。

此时，亚历山大的身体才意识到自己中了埋伏。头痛、全身肌肉酸痛随之而来。免疫系统的警报被拉响了，鬼鬼祟祟的疟原虫们迅速躲进那些红细胞之内，隐蔽起来，躲避免疫细胞的攻击。

亚历山大的体温开始攀升了，这也是免疫细胞与疟原虫战斗的结果。它们试图焚毁、消灭这些可恨的入侵者。

此后，亚历山大觉得寒战难忍，接着又是高烧、大汗淋漓。忽冷忽热，这正是疟疾的"招牌动作"！虽然遇到抵抗，但疯狂的疟原虫还是狡猾地躲避着攻击，仍旧继续着它们猖獗的侵蚀之旅。

恶性疟原虫与众不同，它甚至可以矫诏命令亚历山大体内的某些细胞听从其旨意，帮助它们存活。这些被感染的细胞，表面会长出令人不安的画戟，在经过血脑屏障中的微血管时，便借此钩住而停留在此，其体内潜藏的恶性疟原虫随之鱼贯进入大脑。于是，可怕的脑型疟疾由此而生，人不幸发展到这一阶段，必然九死一生。

即使没有恶性疟，倘若疟原虫增长得太多，而人又缺乏有效的治疗，人体也会开始崩溃。疟原虫已经摧毁了大量携带必要的氧气和养分的红细胞，侥幸残存的红细胞不足以维持必要的生命功能，于是肺脏拼命缩张，心脏疯狂跳动，但循环系统终因缺乏必要的营养物质和堵塞了大量的垃圾废物，导致酸臭不堪，生命的迹象遂渐渐消失。亚历山大很可能就在这冰炭双重煎熬中，边挣扎边走向死亡。

"国姓爷"郑成功可能因为几个微乎其微的病毒和一只蚊子，断送了性命，过早结束了自己壮丽的事业和本该更璀璨的人生。

年代更遥远、武力更强大的亚历山大大帝，也可能因为几条貌似柔弱的寄生虫和一只蚊子，失去了年轻的生命，提前终结了自己的宏图大业，也不经意间让历史在那一刻改变了航向。这位曾经所向无敌的国王，也没有打败最后一个敌人——疾病。

人类，真的可以征服一切吗？

三、人类，不能征服一切

21世纪的人类，正以征服者的姿态傲视着地球上的其他物种。

没错，在过去的一个多世纪里，人类取得的进步比过去数百年甚至上千年的进步都要巨大。仅在改造自然的历史进程中，我们就取得了一个又一个辉煌的胜利。医学领域，天花等一些曾严重危害人类的传染病已基本被消灭，疟疾、结核、霍乱等猖獗一时的疫病也已得到不同程度的控制，或已被人类找到抑制的法宝。人类战胜各种危险疾病的前景似乎一片光明，以至于新一代的医学生根本就无法亲身在一些传统疫病的病患身上取得学习的经验。美国政府一位前高级官员曾乐观地表示，美利坚即将彻底"消灭传染病"。

然而，事实没那么简单，我们自以为能征服一切的同时，真的就能完完全全地掌握一切吗？我们真的能随心所欲地发展吗？我们自以为能驯服一切的同时，是不是也把自己关在了自制的牢笼中？我们是不是正在毁坏自己曾拥有的一切？

身为医护人员，我切身感受到，现在的疾病，尤其是传染病，其表现方式已经与典籍中的记载有着或多或少的出入了。我们过去用之有效的抗生素，面临着越来越顽强的抵抗，不得不把剂量一再提高，不得不把使用次数一再增多，不得不加倍努力研制更新式、更昂贵的抗生素。可见，病菌在与人类的周旋中，也在适者生存，也在发展进步，也在优胜劣汰。由此，人类治疗疾病的困难将不会慢慢减少，只会逐渐增多。

新的传染病，如不断变种的流感，如来势汹汹的 SARS，如出现不过三十载的艾滋病，都曾把惊慌失措的人类打得丈二金刚摸不着头脑。旧的瘟疫，如结核、梅毒，又卷土重来，变得更加狡诈猖獗。

疫病，是大自然的神秘使者。人类何曾把自然界彻底征服？

亚历山大大帝、成吉思汗，他们曾经气吞山河，他们的奴隶千千万万，他们马蹄下的城邦不计其数。然而，在自然规律面前，在疾病面前，他们又是那样的不堪一击。他们充其量只是征服了自己的同伴——一小撮人类而已，却根本无法触及地球的边界。

自大、贪婪是人类的致命弱点。人在自然界面前到底算什么？过去曾有人扬言：人类是自然界的主人。应该说，人类是高智慧的动物，但从他学会直立行走之时，就开始藐视自然界的一草一木，将所有一切都看成是自己的私有财产。这就是人类的欲望——永无止境的贪欲——无限膨胀的根源。于是，人类极度自私地、无休止地向大自然索取，也正是这种疯狂索取，把人类自己一次次推向灾难的边缘。从人类拿起工具的那一天起，就在想着去战胜一切，去征服一切。人与人之间的争斗，人与动物之间的争斗，人与自然之间的争斗，从没消停过。

然而，人类的智慧以及科技成就，其实并不值得骄傲。相反，在大自然面前，论资历，人类永远只是一个天真幼稚的孩童；论关系，人类只是大自然机体上普通的一小部分；论智慧，自然的智慧是茫茫大海，人类的智慧只不过是大海中的一滴小水珠。宣称征服自然，实在是自不量力的一己狂想而已。

在浩瀚无垠的苍茫宇宙中，可能早已存在远比人类智慧高得多的生物呢。

事实已在反复告诫人类，他们其实好比牛身上的一群虱子，牛高兴时的一个翻身就能让他们死无葬身之地。地震、干旱、台风，对于有数亿年历史的地球来讲，实在是太司空见惯了，可对人类而言，绝对是灭顶之灾。即使人类的科技能力达到了新的高峰，也不可能改变自然的规律。人类所能做到的，只是尽量去了解它，利用它，更重要的还有，学会与自然和谐相处。

顺其自然，是我们经常说的一句话。可人类的所作所为又往往在违背自然。树木的滥伐已让翠绿的山头变成秃头，过度的放牧已让丰茂的草原露出黄沙，工业的发展已使天空出现了"破洞"。索取就要付出代价，这是一个亘古不变的规律。泥石流、大雪、暴雨、地震、海啸不就是大自然让人类付出的代价吗？人类滥杀其他无辜的生物种群，甚至迫使它们濒临灭绝或彻底灭绝，严重破坏了自然界的生物链，自身又有恃无恐地繁衍生殖，无限地扩大种群，大肆破坏生态环境，那么，受到大自然的报复是必然的。

我们每个人短暂而有限的生命，与茫茫宇宙相比，真的犹如流星一样，转瞬即逝。无论你多么伟大，多么富有，多么事业有成，无论你多么权势熏天，多么声名显赫，请记住，这都不会在历史中占有多少篇章。

实实在在地，人活着，应多做一些爱护自然、保护自然的事，哪怕是呵护一草一木，挽救一个弱小的生命，奉献一份微薄但温暖的爱心。因为，人不会永恒，最终一切都将化为烟尘灰土。

人类在不断谋求自身生存空间的同时，应该时时处处敬畏自然，爱护自然，谋求人与自然的和谐共存与发展。

珍爱自然，珍爱生命，珍惜现在，珍惜未来……

结语　我们，路在何方？

——SARS 十年祭

一、那些年，我们一起守望的日子

10 年前的春天，一所医学院的女生宿舍楼，大门被临时森严地关闭，里面的人几乎被悉数转移到陌生的住处，留下的几个，据说是被一种正在肆虐的病毒感染了的学生。而旁边的男生楼内，生活仿佛依旧，只是这群男孩子每天都会用好奇而焦躁的眼光打量着对面的女生楼，思索的是那些不幸的病患如何解决吃饭问题，思索的是何时可以解除隔离，何时可以重新到对方的窗下一展歌喉或琴声相挑。

没有恐惧，没有疑虑，也没有彷徨，因为大家少不更事，虽然这里有许多人今天已经是医疗战线上的马前卒。

那些年，大家关心的是考试成绩，在意的是个人幸福，思考的是职业未来，很少有人真正在医院里直面过惨淡的人生，很少有人知道什么是生离死别和九死一生，社会上"谈虎色变"的疫情，似乎离他们很遥远。

在那个难忘的春天，其实有许多人的生活被打乱，有许多人的命运被改写。

我就生活在那群男生中间，我就生活在10年前的广州——在SARS的妖焰中哭泣、高歌而终于凤凰涅槃的城市。曾几何时，我们和凶残的SARS近在咫尺，而我们中的大多数只是和它擦肩而过，幸免于难。蓦然回首才发现，这当时的"幸"，实在是浑然不觉的侥幸。

二、那一年，我们一起抗争的瘟疫

SARS是严重急性呼吸系统综合征(Severe Acute Respiratory Syndromes)的英文缩写，在2003年2月底，由意大利籍传染病专家卡洛·乌尔巴尼（Carlo Urbani）医生提出和命名。这是一种通过近距离空气飞沫或密切接触而传播的烈性传染性疾病，病死率为5%—15%，在中国，又称传染性非典型肺炎，即大名鼎鼎的"非典"。2002年11月16日，中国发现首例SARS患者；2003年4月16日，世界卫生组织宣布：SARS的病原体是SARS病毒，属冠状病毒科。SARS病毒在常温下可在物体表面生存24小时以上，在人类垃圾中和病患的分泌物与排泄物中可生存 4—5 天，在寒冷天气中存活时间更长。

从那时起，人类疾病谱上又增添了一种可怕的传染病，人类的健康和生命又面临着新的威胁，受到新的挑战。

刚刚踏入 21 世纪，SARS 就给了我们当头一棒；大灾期间，有三十多个国家和地区卷入，尤其是东亚和东南亚，疫情尤为严重。受害者、殉难者，有青壮年，也有老人；有普通市民，也有在前线奋战的医护人员，还有那些置生死于度外的科学家。卡洛·乌尔巴尼医生就是这样不幸地倒在救死扶伤的路上，永远闭上了双眼；正是他，首先意识到这种严重肺炎即将爆发、肆虐全球，并发出警讯。

从发现这种新疾病的那天起，乌尔巴尼就一直守在病人身边。当有人因为 SARS 而害怕在医院工作时，他每天都到医院去收集样本，与医护人员交谈，指导医生们加强对这种传染病的控制。他还一边亲自救治病人，一边给其他医生讲解治疗方法。

在连续紧张工作了三个星期后，乌尔巴尼要到泰国参加一个会议。3 月 11 日，他到达泰国，刚下飞机就病倒了，症状与 SARS 一模一样，他立即被送往医院接受隔离治疗。18 天后，即 3 月 29 日，46 岁的乌尔巴尼死于自己一个月前发现的疾病。

他 17 岁的儿子曾这样说："一切都发生得那么突然，我甚至都没能和爸爸道别；爸爸时常教育我，要成为一个对他人有帮助的人。"

让我们永远记住并缅怀卡洛·乌尔巴尼医生，以及千千万万像他这样工作的人！

回到生死场上。

冷血的 SARS 病毒威胁着社会上每一个人，哪怕是一个哈欠，一个喷嚏，都可能让人在鬼门关徘徊。它们随着空气或飞沫进入人体的呼吸道后，便大量繁殖复制，开始了侵袭破坏，一直把灾难带到肺部。那令人毛骨悚然的"白肺"，就是肺部弥漫性炎症、受损引起的影像学改变。在严重病例的典型胸部 X 光片上，正常的肺部结构荡然无存，医生看到的只是一团白色的模糊图像。这意味着病患的呼吸功能已经油尽灯枯了！遗憾的是，疫情初期，人类尚未研制出针对这种新型冠状病毒的疫苗，像预防结核和乙肝那样把病魔拒之门外。直到今天，人类也没有发明出消灭进入人体的 SARS 病毒的方法，像使用青霉素那样把感染的细菌彻底剿灭。在疫情的高峰期，病患们绝望地发热、咳嗽、咳痰、气促，直至呼吸困难和窒息，医生们除了隔离病患、切断传染源，用药物和呼吸机进行支持治疗，减轻病患的症状，让其渡过危险期之外，并无其他手段把肇事的病毒消灭。在春季的艳阳中，一想到在新鲜的空气中会随时飘来可能致命的 SARS 病毒，许多人感到前所未有的惶恐和无助。

整个大中华圈、整个东亚、整个世界，都被动员起来。没有敌人真枪实弹的攻击，却有病毒无声无息的偷袭；没有可怕的战争，却有殊死的搏斗。应该说，大疫期间，许多故事都充满着正能量！

就在广州、北京、香港等大城市人人自危的时候，由于大多数 SARS 病患被有效地集中隔离并得到适当的治疗，传染源被控制，传播途径被切断，到了四五月间，也许觉得无从下手，SARS 悄然无声地逃遁而去。

尽管类似"黑死病"和天花这样骇人听闻的大瘟疫没有在人类社会再次猖獗横行，尽管 SARS 的逞凶早早收场。可是，我们并非虚惊一场，在这场看不见硝烟的战争中，许多鲜活的生命离开了我们，离开了这个精彩的世界。

截至当年 8 月 7 日，全球累计 SARS 病例 8 422 例，其中死亡 919 人，平均死亡率接近 11%。

中国大陆累计病例 5 327 例，死亡 349 人。

中国香港 1 755 例，死亡 299 人。

中国台湾 655 例，死亡 180 人。

加拿大 251 例，死亡 41 人。

新加坡 233 例，死亡 33 人。

越南 63 例，死亡 5 人。

……

SARS 狂虐一时，在当时也算是传染病家族中的新人，不过，它的施暴手段并不见得有多么的高明，它的传染方式和普通的流感病毒如出一辙，可以说，它真的没什么创意。倘若你一定要问，普通民众如何躲避 SARS 的突袭？医生也只能很无奈地回答：多洗手（建议使用酒精洁手液），勤戴口罩，少接触病患，注意休息和锻炼身体以增强体魄，搞好卫生清洁，疫病流行时尽量不去人烟稠密的地方……不知道你会不会满意这样乏善可陈的回答？

SARS 病毒从何而来？循何种路径在全球传播？缘何会有将近两成病患都是医务人员？它又为何突然销声匿迹？它是否已经消失？它是否还藏匿在人类所不知的某个角落里，韬光养晦，伺机而动？这些，我们今天仍旧没有找到准确的答案。

也许，纯粹医学和科学以外的世界，更值得人们关注；也许，探讨如何预防疫情的爆发，比研究如何治疗更有价值。

三、那些年，你是合格的公民吗？

经历了 SARS 肆虐的香港市民曾经喊出一句肺腑之言："要有一颗公德心！"这不仅是 SARS 疫情向人们发出的警告，更是现代社会提出的最起码的道德要求。生死界的踯躅，让人感到生命的脆弱，也引发了人们对生存模式及道德意识的重新思考和深度反思。与 SARS 的这场战争，是中华民族的一场洗礼，这场突如其来的瘟疫击中了我们千百年来的生活陋习，也暴露出了我们生活方式中存在的种种弊端。必须清楚的是，陋习的根源大多源于公德心的缺失，这也为病毒的流行和传播提供了土壤。

据资料显示，SARS 的最早病患是一名来自广东河源的厨师，正是他把病毒传播给身边的许多医务人员，把病毒带到广州，尽管他也是无辜的。

有没有想过为何疫情首先爆发在广东？为何偏偏是一个广东厨师点燃了导火索？一切都要从我们的饮食文化和生态观说起。

美联社驻广州记者对广东的饮食文化有这样的评价：广东省拥有 8 000 万人口，是中国目前比较发达的地区，但是在这里却保留着中国传统文化落后的一面。"我刚刚被派来广东的时候，就听说广东有人吃野味，吃老鼠，吃猴子，甚至吃昆虫！后来我亲眼看见过一个广东人在酒楼里吃白色的老鼠。但实际上远不只这些，在广东人的食谱里，天上的孔雀、地上的梅花鹿、土里的穿山甲，以及河里有毒的河豚，他们都吃。广东本来是中国政府宣称的文明发达之地，却在饮食上非常野蛮。"

香港科技大学的社会学家丁学良先生谈到他的一次亲身经历。1995 年初，他和几个以色列教授在香港吃饭，教授们对香港存在现场"活宰"、"点杀"鸡、鸭、鱼、鳖、蛇等活的动物大惑不解。他们问：为什么香港这么发达的地方还有这种市场？这样容易引起传染病，大都市尤其不能如此，发达国家在这方面的管理很严格，这种屠杀方式基本上是看不到的。丁先生事后认为，发达国家的公民在"生猛鲜活"和公共卫生方面做出了文明的选择。

就抵御严重传染病而言，一个国家的国民素质比物质的基础设施更重要。英文 infrastructure（基础设施）不仅指"物体"，在现代社会，它更指国民素质，包括健康素质和教育素质，这才是所有基础设施中最重要的基础，是真正的国家工程。

而我们的素质到底怎样呢？在发现 SARS 和果子狸的关系之前，在广东的市场上，人们不时见到一个个笼子里装着一只只这种可爱又可怜的"花脸"小动物，它们不是家中的宠物，而是餐桌上供有钱人大快朵颐的美食。这是一种躯体和四肢呈灰棕色、头部灰黑有白斑、体长 45—65 厘米的灵猫类动物，在野果熟透的秋季，它们体胖肉肥，煞是美味，一直是广东食客的心头所爱。在得知果子狸有重大传染嫌疑时，数以千计这样活生生的小动物被迅速集中捕杀。

专家们已经从蝙蝠、猴子、果子狸和蛇等数种野生动物体内检测到冠状病毒的基因，并且已测出的病毒基因序列与 SARS 病毒的基因序列完全一致。据此，中国农业部动物冠状病毒疫源调查组初步推定，SARS 病毒或类 SARS 冠状病毒很可能存在于部分野生动物，尤其是果子狸体内。虽然医学界到目前为止尚未做出最终判定，但吃野味吃出怪病却时有所闻：上海人食用毛蚶造成甲型肝炎流行；哈尔滨人吃蝗虫、甲壳虫引起严重过敏；杭州市民生喝蛇血"进补"，结果竟补出了鞭节舌虫病来……林林总总，让人不寒而栗。

除了饮食恶习，国人还存在种种道德、行为缺失。

调查显示，导致疫情的主要因素，第一是源头病人的出现造成第一批感染个案；第二是人与人之间的直接接触和间接接触；第三是经过特殊渠道，如排污系统以及环境污染等。

当源头的 SARS 病患进入广州的医院接受治疗时，他体内的病毒已经大量扩散到茫然不知的医务人员身上，这几乎是不可避免的。不久，广州一位患有轻微"感冒"的医学教授携妻前往香港探亲，后来他被证实是 SARS 患者。而病毒正是通过他进入了香港，当其时，疫情尚未引起关注，这也许是不可避免的。就在他下榻的那家酒店，病魔开始张开血盆大口，掀起了几乎吞没维多利亚港的巨浪，宾客们、市民们接连倒下，疫情迅速蔓延，紧接着是引起全香港、全世界震惊。光是香港"淘大花园"住宅小区，就有 321 人感染了 SARS 病毒，事后发现，酒店的某个服务员在清洁了教授的房间（房门号居然是"九一一"）之后，没有及时更换和清洗抹布，用沾满病毒的工具，继续清洁下一间套房，一间接一间……这本来是可以避免的！

香港如此，内地更甚，随地吐痰远未绝迹，公民意识亟待提高。

一家专门从事社会工作的公司，调查了 SARS 对中国社会的影响。他们对北京、上海、广州的 314 名 18—60 岁的当地居民采用随机抽样方式进行问卷调查，结果显示：70% 的人减少了与亲朋好友的迎来送往；47%的人停止了与亲人之间的拥抱、亲吻等亲密接触；60%以上的人更愿意待在家里读书看报，家庭似乎比以前更和睦了；有50%左右的人减少了与他人握手，甚至有人还呼吁要重拾中华民族打躬作揖的老礼儿。

更残酷的事实是，有的病患康复之后居然受到家属和同事的冷遇甚至歧视，他们感受不到亲人的温暖和关怀，心灵的伤害远甚于肉体，至今仍生活在SARS的阴霾之下，生活在别人的歧视中。

令人扼腕叹息的是，一向标榜自由民主的香港，面对SARS的进攻竟然显得手足无措，埋怨、推诿、诅咒的声音比比皆是。政治理念至上的政客们忙于指手画脚、口无遮拦、唾液横飞地攻击政敌，一盘散沙的香港人在与SARS早期的攻防战中阵脚大乱，当年的"狮子山下"精神仿佛荡然无存。只有心无旁骛的科学工作者和医务人员，在工作岗位上夜以继日地默默耕耘，做出了非凡的贡献。

然而，一江之隔的澳门却迥然不同：在这个人口密度高、人员流动频繁、以旅游业为生命线的小城，澳门人是那样的众志成城、未雨绸缪；结果，SARS在海岛旁边"逡巡畏义"，终于没能踏进这个世界上赌徒最密集的城市。

在SARS的灾难中，我们看到了无私奉献者的忘我牺牲、前仆后继，也看到了怯懦者、自私者的无知、卑微和猥琐。其实，既然我们能看到阳光，也肯定能看到阴影。

四、这些年，我们反思过吗？

曾有一位诗人这样唱道：

> 苍天在人们前行的路上
> 用单向透明玻璃
> 将幸福的人与苦难的人分隔开
> 痛苦的人虽步履艰难
> 但他们不仅能品尝人生的痛苦
> 也能看到快乐是什么样子
> ……

从某种意义上说，不幸的人生更加丰富，虽然我们绝大多数人并非不幸者，但我们应该从人类的痛苦当中汲取经验教训，为的是不让自己和更多的人沦为痛苦的不幸者。

SARS 的流行提示我们，人类滥捕滥杀，无限地扩大"食物链"，有可能使病毒对人类构成侵犯。中华民族传统文化的精髓之一便是天人合一的自然伦理观，人对自然应保持尊重，但在今天，人的开拓欲望过度地膨胀，以征服者的姿态傲慢地对待自然，肆意捕食野生动物，结果是搬起石头砸自己的脚。一位哲人这样说过："有节制的路才是宽广的路。"我们不要过分陶醉于我们对自然界的胜利，对于每一次这样的胜利，自然界都会报复我们。

世上万物，编织成生命之网；"地球村"里的人类为了和平与发展，更应对自然界保持几分敬畏，我们做到了吗？

没错，现在很少有人再去品尝果子狸肉，但这些年，贪婪的人们并没有完全戒除饮食上的陋习，还有其他不幸的动物仍成为一些人的美味。人类对大自然的伤害依然触目惊心，动植物在哭泣，它们的生存空间在一天天缩小，它们的数量在一天天减少。

《瘟疫与人》的作者迈克奈尔（William H. McNeill）说，当人类的行为扭曲了大自然的动植物分布模式，致病寄生物便趁机占据新的生态区域。目前，全球人口已从 20 世纪初的 15 亿增加到 60 多亿，人口急速膨胀中，种种不良习惯成为致命病毒、细菌繁殖、变异、蔓延的培养体，它们将更频繁地惩罚人类。SARS、禽流感、人流感、猪流感等疫情，一次次向我们敲起警钟：人类在发展物质文明的同时，必须首先关注环境问题，必须学会与大自然和谐相处！

自然界是仁慈的，它提供给生命所需要的阳光和空气；但自然界又是冷漠的，甚至是残酷的，因为它只用小小的伎俩就能使生命之花在盛开之际突然夭折，给活着的人带来无穷无尽的哀痛。虽然坚忍不拔的人类永远不会停止与病原体的抗争，但小小的病原体却告诫我们切勿妄自尊大，因为，天地造化何其微妙！人类何其渺小！

　　SARS过去十年了。当年，灾难中的人们没完没了地打电话，也接到了许多问候电话，其中不少来自一些多年都不联系的人。曾经有人说，如果人类在下一个小时就要毁灭，大家都会扑向电话亭，他们说得最多的一句话将是："我爱你！"人们突然发现，自己是这样地爱家人，爱朋友，爱自己生活的城市，爱这个多灾多难的国家。当年，灾难纾解了以往紧张的医患关系，那些冒着生命危险尽着自己本分的人赢得了全社会的尊重，人们重新体悟到中国古人为什么会说"医者父母心"，体悟到为什么中国古代有"不为良相，便为良医"的古训。作为一个群体，医护人员的形象得到很大提升。

　　今天，人们似乎又开始松懈了，社会的好风气并没有持续多久，不少人重新沉湎于酒池肉林，彻夜不归，不少家庭又失去了沟通和嬉戏，冷漠的目光重新成为隔离人与人之间冰冷的墙壁。我们的社会总是缺乏温暖与诚信，但不缺乏冰冷与虚伪；我们的医务人员总是缺乏体谅和尊重，但不缺乏压抑和惶恐；我们的生命总是缺乏理想和意义，充斥着欲望、空虚和浮躁。

　　人作为生物圈中的一个组成部分，与许许多多的微生物相生相伴，同时又与许许多多的微生物进行着抗争，这是人类生存和发展过程中难以回避的一个永恒主题。

　　迄今为止，历史上最重要的传染病大规模流行，不少都是工业化带来的恶果，它们使人类在文明的进程中付出了非常惨重的代价，同时也对人类本身提出了严峻的挑战。然而，人类文明每战胜一次这样的挑战，就获得了更强有力的技术手段和社会组织方式。随着人类文明进步的加快和科学技术的不断发展，某种传染病威胁人类健康的时间从几十年、几百年甚至成千上万年被缩减到几个月，这的确值得我们庆幸并引以为荣，同时也使我们深刻地感悟到科学技术力量之强大。凭借当今发达的医学、生命科学技术，科学家可以研制出各种特效药，甚至破译出了部分生命的遗传密码，人类的确可以通过种种努力来提高抵御各种风险的能力。

然而，这毕竟是物质世界的胜利，我们需要反思的是自己的精神世界！历史的规律就是这样：人类每一次的道德进步都是以重大危机的出现为契机的。尽管这个进步可能微乎其微，但是谁又能忽视呢？如果人类只是在物质文明的圈子内打转转，只是满足于口腹之欲、一己之私，在建设高度精神文明的目标上止步不前，那么，比 SARS 更大的灾难随时可能降临。

因为，我们只不过是"邂逅"了 SARS，实际上我们的身边并不只有 SARS。作为与人类共同生活在同一个地球上的各种生物病原体，基于其生存繁殖的生物本性，它们仍会对人类的健康构成现实的或潜在的威胁。如何有效预防瘟疫或传染性疾病，特别是用一种全新的科学视角和世界观去看待、预防它们，仍将是人类在公共卫生和自身健康问题上面临的巨大挑战。

2013 年 1 月，世界卫生组织全球预警和应对系统提醒各成员，中东出现一种新型冠状病毒，研究人员测定它的基因组全部序列，结果显示，它与 SARS 冠状病毒密切相关。这难道是 SARS 病毒进化后的升级版吗？难道沉睡了 10 年的 SARS 一朝苏醒了吗？当年率先找出 SARS 病原体的专家警告，这种新的类 SARS 冠状病毒，致死率比 SARS 病毒更高，全世界都应提高警惕。截至 7 月 22 日，全球发现的新型冠状病毒（中东呼吸综合征冠状病毒，Middle East Respiratory Syndrome Coronavirus，MERS-CoV）感染个案增加至 90 例，其中 45 例死亡。受影响的中东国家包括沙特阿拉伯、卡塔尔、约旦和阿联酋，法国、德国、英国和摩洛哥亦有病例报告。资料显示，该病毒可通过密切接触传染。

2013 年 2 月，一种新型的 H7N9 禽流感病毒在上海悄然出现，华东地区确诊的病例数持续增加。4 月 24 日，一名长期往返于苏州与台湾之间的台商被确诊为台湾第一个 H7N9 病例。

历史上，人类无数次迎战过无情的瘟疫，我们已经认识了那么多的受害者、抗争者和牺牲者。10 年前，我们亲身经历过那一场没有硝烟的战争，虽然当时我还是一个尚未踏出校门的大学生，只能为前线的医务人员送上一个口罩。今天，我们不能忘记过去，过去的辉煌，过去的伤痛。毕竟，疫病是人类世界的常客，毕竟，书写历史的，不仅有青史留名的伟大人物，不仅有高尚的卡洛·乌尔巴尼医生和他的同道们，还有平凡而不可或缺的你、我、他。

跋

这真是一个多事之秋。

踏入元旦，人们对 SARS 十年的追忆尚未降温，中东呼吸综合征冠状病毒——SARS 的同门师弟——已经把许多人惊出一身冷汗。随后的春天，依旧充满了惶恐和谣言，新年的欢乐消遁得无影无踪，那是一场在中国大陆神秘出现的新型禽流感，连台湾地区都没能躲开。

世界在进步，中国也在进步，新疫情似乎并没有重走 SARS 的老路。然而不到半年，就在人们以为可高枕无忧的时候，台东突然爆发狂犬病疫情！首先发难的肇事者竟然不是犬类，而是鼬獾，还有钱鼠。

我们不是生活在末世，却怎么也摆脱不了末世的必有情节。

科学家、医生、防疫人员、普通民众……演好自己的角色吧！这个地球，不是缺少了谁就不能转动，然而，机器如果少了一个微小的零件，总会有那么一点点运作得不协调。

于是带着一种莫名的冲动，作为内科医生的我，冒昧地试图用三个月的短暂时光，探讨一下瘟疫的密码，让更多的人了解传染病的秘密。我不是免疫学家，不是细菌病毒学家，也不曾拥有实验室，我有的只是一个不停运转的大脑，一支写过许多荒唐言的铅笔，一台老爷车般的旧式电脑，还有那一柜的古籍杂书，只能从历史的深处细细发掘，化身为一个业余的"医学考古学"研究者。它们陪我走过风风雨雨，伴我度过无数的不眠之夜，现在，还是那样的不离不弃。

自人类诞生之日起，瘟疫就与我们形影不离，成了挥之不去的梦魇。有时，它甚至会迟滞人类社会的发展进程，改写人类的历史。瑞典病理学家汉森（Folke Henschen）就曾说过："人类的历史，就是他们的疾病历史。"

讲瘟疫，谈历史，论名人，说到底，都是为了让今人获得更多的知识，打开更广阔的视野，走好未来之路。试问，人类历史上的每一场瘟疫降临，难道都是细菌、病毒一手导演的吗？天灾人祸，人祸天灾，谁也离不开谁。庆幸的是，我们还能从那些灾祸中喝到挽救自己、激励自己、鞭策自己的苦口良药。

我与时间的竞赛，我的不务正业，就这样悄无声息地开始了。

不管是风和日丽，还是暴风骤雨，我的业余时间总是那么充实。无数个寂寞的夜晚，没有磨灭一点点前行的信念，耐得住寂寞的人，绝对不是生命的弱者。

生活依旧艰辛，日子依旧困顿，可这并不妨碍一颗带着希望的心，熊熊燃起一堆篝火，哪怕只是照亮身边的几个人而已。

夏季的澳门，是一个多雨的小城。

在困惑、烦躁之时，我会到卢廉若公园散心，最好就是微雨润物细无声的时候。那雨的银丝，拂面微凉，触衣即润；园中小径，路轻湿，草未枯；两旁树木，叶未落，枝条扶疏；我振衣前行，清风做伴，默然相对，意逸神飞。

雨儿常会慢慢变得滴沥，那声音最是迷人，似有憔悴，似有愤懑，似有忧伤。湖面弹奏起无数的涟漪，继而泛着莹莹的水光。当平实的地面也充满了内容时，人的胸襟岂能不开阔？那星星点点的雨丝，抽打着我的肌肤，稍稍作疼，敲打着我的魂灵，深深一恸，于是心中的土壤便植满了晶莹的种子，萌发着一个个灵感……

于是，三个月后，有了这本小书。这里有一名医生口中的疫病历史、他眼里的历史名人、他笔下的心灵鸡汤，还有他手上的防病之策；或肤浅无聊，或令人忍俊不禁，让世人评说吧。

在 7 月 25 日完稿的这一天，我告诉自己，你成功了，不是因为你写完了一本书，而是因为你在别人的冷嘲热讽中，在他们的否定怀疑中，坚持走自己的路。这条路的方向是否正确，只有历史有资格判断。

明朝哲学家王阳明临终前只说了一句话："我心光明。"

我无怨无悔！我衷心地感谢爸爸妈妈潜移默化的教育，感谢内人、儿子难能可贵的体谅，感谢素未谋面的方鹏程先生热心的鼓励，感谢我现在工作的这个科室程鲲和梁振盛两位上级医生的教导和关怀。

谭健锹

2013 年 7 月 27 日于澳门